·全国高等医药院校医学检验技术(医学检验)专业规划教材·

临床检验基础实验指导

（第2版）

主　编　姜忠信　王元松

副主编　龚道元　张式鸿

编　者　(以姓氏笔画为序)

王元松（青岛大学）

田景惠（泰山医学院）

闫海润（牡丹江医学院）

向　阳（第三军医大学）

刘　帅（郑州大学）

张式鸿（中山大学）

林梅双（广州医科大学）

郑　沁（四川大学）

姜忠信（青岛大学）

龚道元（佛山科学技术学院）

董　立（山东医学高等专科学校）

傅琼瑶（海南医学院）

谢婷婷（贵州医科大学）

中国健康传媒集团

中国医药科技出版社

内容提要

本书是全国高等医药院校医学检验技术（医学检验）专业规划教材之一，全书共5章52个实验，主要介绍了血液检验、尿液检验、排泄物与分泌物检验、体腔液检验和脱落细胞学基本检验等内容。本书的实验均为可操作性强，能为诊断疾病、观察病情变化和判断预后提供灵敏度高、特异性高的实验室检查项目，以便培养医学检验（技术）专业学生的临床检验的基本技能。本书供高等医药院校医学检验技术（医学检验）专业及相关专业本科、专科和成人教育（专升本）各层次学生用作教材，也可作为临床检验人员日常工作、继续教育和职称考试的参考书。

图书在版编目（CIP）数据

临床检验基础实验指导/姜忠信，王元松主编．—2版．—北京：中国医药科技出版社，2015.8
全国高等医药院校医学检验技术（医学检验）专业规划教材
ISBN 978-7-5067-7590-8

Ⅰ.①临… Ⅱ.①姜… ②王… Ⅲ.①临床医学-医学检验-医学院校-教学参考资料 Ⅳ.①R446.1

中国版本图书馆CIP数据核字（2015）第174928号

美术编辑 陈君杞
版式设计 郭小平

出版 **中国健康传媒集团**｜中国医药科技出版社
地址 北京市海淀区文慧园北路甲22号
邮编 100082
电话 发行：010-62227427 邮购：010-62236938
网址 www.cmstp.com
规格 889×1194mm 1/16
印张 7 3/4
字数 193千字
初版 2010年2月第1版
版次 2015年8月第2版
印次 2022年6月第2次印刷
印刷 三河市航远印刷有限公司
经销 全国各地新华书店
书号 ISBN 978-7-5067-7590-8
定价 39.00元

全国高等医药院校医学检验技术（医学检验）专业规划教材

建设委员会

全国高等医药院校医学检验技术(医学检验)专业规划教材

出版说明

全国高等医药院校医学检验专业规划教材，于20世纪90年代开始启动建设。是在教育部、原国家食品药品监督管理局的领导和指导下，在广泛调研和充分论证基础上，由中国医药科技出版社组织牵头江苏大学、温州医科大学、中山大学、华中科技大学同济医学院、中南大学湘雅医学院、广东医学院、上海交通大学医学院、青岛大学医学院、广西医科大学、南方医科大学、301医院等全国20多所医药院校和部分医疗单位的领导和专家成立教材建设委员会共同规划下，编写出版的一套供全国医学检验专业教学使用的本科规划教材。

本套教材坚持"紧扣医学检验专业本科教育培养目标，以临床实际需求为指导，强调培养目标与用人需求相结合"的原则，10余年来历经二轮编写修订，逐渐形成了一套行业特色鲜明、课程门类齐全、学科系统优化、内容衔接合理的高质量精品教材，深受广大师生的欢迎，为医学检验专业本科教育做出了积极贡献。

本套教材的第三轮修订，是在我国高等教育教学改革的新形势和医学检验专业更名为医学检验技术、学制由5年缩短至4年、学位授予由医学学士变为理学学士的新背景下，为更好地适应新要求，服务于各院校教学改革和新时期培养医学检验专门人才需求，在2010年出版的第二轮规划教材的基础上，由中国医药科技出版社于2014年组织全国40余所本科院校300余名教学经验丰富的专家教师不辞辛劳、精心编撰而成。

本轮教材含理论课程教材10门、实验课教材8门，供全国高等医药院校医学检验技术（医学检验）专业教学使用。具有以下特点：

1. 适应学制的转变　第三轮教材修订符合四年制医学检验技术专业教学的学制要求，为目前的教学提供更好的支撑。

2. 坚持"培养目标"与"用人需求"相结合　紧扣医学检验技术专业本科教育培养目标，以医学检验技术专业教育纲要为基础，以国家医学检验技术专业资格准入为指导，将先进的理论与行业实践结合起来，实现教育培养和临床实际需求相结合，做到教师好"教"、学生好"学"、学了好"用"，使学生能够成为临床工作需要的人才。

3. 充实完善内容，打造教材精品　专家们在上一轮教材基础上进一步优化、精炼和充实内容。坚持"三基、五性、三特定"，注重整套教材的系统科学性、学科的衔接性。进一步精简教材字数，突出重点，强调理论与实际需求相结合，进一步提高教材质量。

编写出版本套高质量的全国高等医药院校医学检验技术（医学检验）专业规划教材，得到了相关专家的精心指导，以及全国各有关院校领导和编者的大力支持，在此一并表示衷心感谢。希望本套教材的出版，能受到全国本科医学检验技术（医学检验）专业广大师生的欢迎，对促进我国医学检验技术（医学检验）专业教育教学改革和人才培养做出积极贡献。希望广大师生在教学中积极使用本套教材，并提出宝贵意见，以便修订完善，共同打造精品教材。

全国高等医药院校医学检验技术（医学检验）专业规划教材建设委员会

中国医药科技出版社

2015 年 7 月

前言

《临床检验基础》是全国医学院校医学检验（技术）专业的必修课和主干课程之一，为了适应《临床检验基础》（第3版）实验教学的需要，在全国高等医药院校教材建设指导委员会的组织和领导下，我们对上一版《临床检验基础实验指导》进行了修订和完善，既可供全国高等学校医学检验（技术）专业师生使用，也可供临床检验医师、进修人员和实习生在临床检验实际工作中参考。

《临床检验基础实验指导》（第2版）编写的目的是使学生通过实验课的实际操作，巩固所学的理论知识和提高临床检验基本技能。其主要内容包括血液检验、尿液检验、排泄物与分泌物检验、体腔液检验和脱落细胞学基本检验等5章，每章又包含几个常用的实验，按实验的目的、原理、材料、操作、参考区间、注意事项等进行编写，突出了检验项目的注意事项、方法学评价和质量控制，以提高学生的实际操作的准确性和选择合理实验方法的能力。

本书在编写过程中得到了各编写单位的大力支持，得到了刘成玉教授、林发全教授、吴晓蔓教授、粟军教授、郑峻松教授的悉心指导，在此一并致谢。同时还要感谢第1版实验指导的主编贺志安教授及各位编委，他们高深的学术造诣、严谨的治学态度和辛勤敬业的工作是第2版实验指导所依托的坚实基础，谨在此向他们表示深切的敬意和感谢。

由于编者的水平有限，纰误疏漏在所难免，欢迎同行专家、广大师生和读者提出宝贵意见。

编者

2015年5月

目录

笔记

笔记

笔记

第一章　血液检验

实验一　血液标本采集

一、皮肤采血法

【目的】 掌握皮肤采血法和微量吸管的使用方法。

【原理】 采血针刺破皮肤毛细血管后，待血液自然流出，用微量吸管采集所需血量。

【材料】

1. 器材　一次性无菌采血针、75%（V/V）乙醇脱脂棉球、无菌干脱脂棉、一次性微量吸管、乳胶吸头、2ml 吸管、洗耳球、试管和试管架。

2. 试剂　生理盐水（或血细胞稀释液）、75% 乙醇溶液。

【操作】

1. 准备器材　将乳胶吸头套在微量吸管上，检查两者连接处是否漏气。取试管 1 支，加入 2ml 生理盐水。

2. 选择采血部位　一般选择左手无名指；1 岁以下婴幼儿常选择拇趾或足跟内外侧；特殊情况可选择其他手指或耳垂。

3. 按摩皮肤　轻轻按摩采血部位，使局部组织自然充血。

4. 消毒皮肤　用 75% 乙醇脱脂棉球擦拭采血部位，待干。

5. 针刺皮肤　用左手拇指和示指固定采血部位以绷紧皮肤和皮下组织，右手持一次性无菌采血针迅速刺入采血部位，深度 2 ~ 3mm，立即出针。

6. 拭去第 1 滴血　待血液自然流出或稍加压力流出后，用无菌干脱脂棉拭去第 1 滴血。

7. 采血　待血液再次自然流出成滴后，以右手拇指和中指夹住微量吸管和吸头连接处，示指盖住吸头小孔，三指轻轻用力，排出适量气体使管内形成负压。将吸管尖轻轻插入血滴中，轻轻放松示指，吸取血液至所需血量。

8. 止血　采血完成后，用无菌干脱脂棉压住采血部位止血。

9. 释放血液　用干脱脂棉沿微量吸管口方向拭净余血，将微量吸管插入含生理盐水（或血细胞稀释液）的试管底部，慢慢排出吸管内血液，吸取试管内上清液冲洗吸管内余血 3 次后排尽液体，立即混匀试管内液体。

【注意事项】

1. 操作前准备　①受检者准备：标本采集前，使受检者尽量保持安静，减少运动。②器材准备：吸管与胶头连接处应严密不漏气。非一次性微量吸管应定期校准，容量误差≤1%。

2. 选择采血部位　所选部位的皮肤应完整，无烧伤、冻疮、发绀、水肿或炎症等。除特殊情况外，不选择耳垂采血。严重烧伤者可选皮肤完整处采血。

3. 消毒皮肤　本试验具有创伤性，必须严格无菌操作，以防采血部位感染；必须使用一次性无菌采血针，做到一人一针一管，避免交叉感染。皮肤消毒后，应待乙醇挥发后采血，否则血液不易成滴。

4. 针刺皮肤 进、出针要迅速，伤口深度需达 2～3mm。

5. 拭去第 1 滴血 因第 1 滴血混有组织液应拭去。如血流不畅切勿用力挤压，以免混入组织液，影响结果的准确性。如采血用于血细胞分析仪检验，应使用优质无菌纸巾擦血，以免混入棉纤维，影响血细胞分析仪正常工作。

6. 采血 采血时动作要慢，挤压吸头力度应适宜，防止血液吸入乳胶吸头内。吸血过程中管尖始终不要离开液面，以免吸入气泡。血液凹液面到达吸管刻度线即可。

7. 拭净余血 吸血后拭净管外余血以保证血量准确。

8. 释放血液 血液排入试管内速度不宜过快，避免产生气泡。

9. 检测 采集标本后应及时检测，最好在 2 小时内完成，标本不宜冷藏。

10. 洗涤吸管 若采用非一次性微量吸管，使用后应依次用蒸馏水洗净、95%（V/V）乙醇溶液脱水、乙醚干燥。

二、静脉采血法

【目的】 掌握静脉采血法。

【原理】 使用注射器或负压采血器刺入浅静脉后，利用负压吸取所需血量。

【材料】

1. 器材 一次性无菌注射器、试管（含或不含抗凝剂）。一次性负压采血针、负压采血管。压脉带（2～3mm 口径的橡皮软管）、无菌棉签、枕垫。

2. 试剂 30g/L 碘酊、75%（V/V）乙醇溶液或碘伏、抗凝剂（根据实验项目选择相应的抗凝剂）。

【操作】

1. 准备试管 仔细阅读受检者申请单，决定采血量，准备所需的试管，并按顺序排列。如其仅做凝血试验一项，最初 1ml 血液必须丢弃。如做红细胞沉降率测定，需取试管 1 支，加入抗凝剂（0.109mol/L 枸橼酸钠）0.4ml。

2. 标记试管 试管上须贴有标签，注明受检者姓名、项目名称、采集日期。

3. 消毒双手 采血前，操作人员应用消毒液或洗涤剂洗手。

4. 选择静脉 请受检者取坐位，前臂水平伸直，掌心向上，将肘部置于操作台枕垫上，选择粗大、易于辨认的肘正中静脉进行穿刺。

5. 检查注射器 打开一次性注射器包装，取下针帽，左手持针头下座，右手持针筒，将针头和针筒紧密连接，并使针头斜面对准针筒刻度，抽拉针栓检查有无阻塞和漏气。最后排尽注射器中的空气，套回针帽，备用。

6. 消毒皮肤 用 30g/L 碘酊棉签自所选静脉穿刺处由内向外、顺时针方向消毒皮肤，待碘酊挥发后，再用 75% 乙醇棉签以相同方向拭去碘迹，或直接用碘伏消毒，待干。

7. 扎压脉带 在采血部位上端约 6cm 处，将压脉带绕手臂一圈打一活结，压脉带游离端向上。嘱受检者握紧和放松拳头几次，使静脉隆起。

8. 穿刺皮肤 取下针帽，左手拇指固定静脉穿刺部位下端，右手持注射器，示指固定针头下座。保持针头斜面和针筒刻度向上，沿静脉走向使针头与皮肤成 30°角斜行快速刺入皮肤，然后以 5°角向前穿破静脉壁进入静脉腔。

9. 采血 左手缓缓向后拉注射器针栓，见回血后，沿静脉走向将针头推入少许。同时松开压脉带，向后拉针栓至所需血量刻度。若使用一次性负压采血器，当采血针头进入血管后会见少量回血，将另一端的胶塞穿刺针插入负压采血管中，因试管内负压作用，血液自动流入试

笔记

管，至所需血量刻度后拔出试管即可。

10. 止血 嘱受检者松拳，用无菌棉签压住穿刺点，迅速向后拔出针头。继续紧按无菌棉签 3min。

11. 放血 从注射器上取下针头。将血液沿试管壁缓缓注入试管。若含抗凝剂，需迅速将试管轻轻颠倒混匀 5～8 次。

【注意事项】

1. 操作前准备 ①受检者准备：采血前应向受检者耐心解释，以消除不必要的疑虑和恐惧心理。卧床受检者要求前臂伸展，暴露穿刺部位。②试管（采血管）准备：根据需要选择不同的抗凝剂及其与血液的比例，或不同的负压采血管。③检查注射器：采血前要仔细检查针头是否安装牢固，针筒内是否干燥，是否有空气。所用针头应锐利、光滑、通气，针筒不漏气。一次性无菌注射器只能使用一次，不能反复使用。

3. 选择静脉 如肥胖者静脉暴露不明显时，可以经碘酊、乙醇或碘伏消毒的左手示指，触摸采血部位，寻找静脉走向后凭触摸的方向与深度，试探性穿刺。如肘部静脉不明显或不宜穿刺，也可采用手背静脉等浅静脉穿刺。

4. 消毒 本试验具有创伤性，必须严格无菌操作，以防采血部位感染；必须使用一次性无菌注射器，避免交叉感染。皮肤消毒后，不可再碰触消毒区。

5. 扎压脉带 压脉带绑扎不能过紧，以能减缓远端静脉血液回流，但又不能紧到压迫动脉血流为宜；压迫时间不超过 1min，以避免瘀血、血液浓缩和血液 pH 改变等，影响某些实验结果。

6. 穿刺 不能从静脉侧面进针。针头进入静脉的感觉是：皮肤有一定阻力，而静脉壁阻力较小，更富弹性。

7. 采血 进针后见到回血，再沿静脉走向将针头推入少许，以免针头滑出；但不可用力深刺，以免造成血肿。抽血时针栓只能向外抽，不能向静脉内推，以免形成空气栓塞，造成严重后果。

9. 止血 用无菌棉签压迫穿刺点时，不要弯曲手臂，以免形成血肿。老年人、服用抗凝药者、肝功能异常者，需延长按压时间。

10. 放血 普通静脉采血法应先取下注射器针头，将血液沿试管壁缓缓注入试管，以免产生气泡或溅出。若含抗凝剂，需迅速将试管轻轻颠倒混匀 5～8 次，并防止泡沫产生和溶血。

11. 标本保存与检测 标本采集后应立即送检，实验室接到标本后应尽快检测。抗凝静脉血可稳定 8～12h，如不能及时测定，应置于 4℃ 保存。测定前，须恢复至室温并混匀。用于生物化学检查的标本若不能及时检测，应及时分离血清（浆）并进行适当的处理。

【实验讨论】

（1）如何使病人克服恐惧心理，积极配合采血？

（2）两种采血方法的异同点与关键的环节有哪些？

（3）血液标本保存与处理应注意哪些问题？

实验二 改良 Neubauer 血细胞计数板的使用

【目的】 掌握改良 Neubauer 血细胞计数板的结构和使用方法。

【原理】 混匀稀释的血液或体液，滴入具有固定体积和精密划分刻度的改良 Neubauer 血细胞计数板中，显微镜下观察并计数一定区域内的细胞数，再乘以稀释倍数，即可换算成单位体积内的细胞数。

【材料】

1. 器材 ①普通显微镜、改良 Neubauer 血细胞计数板、血盖片。改良 Neubauer 血细胞计数板由 2 个计数室（图 1 –1）组成。计数室中的中央大方格用双线划分为 25 个中方格。位于四角的 4 个大方格用单线划分为 16 个中方格（图 1 –2）。改良 Neubauer 血细胞计数板的应用见表 1 –1。②试管、试管架、刻度吸管、洗耳球、微量吸管、乳胶吸头、干脱脂棉、玻璃棒、显微镜、绸布。

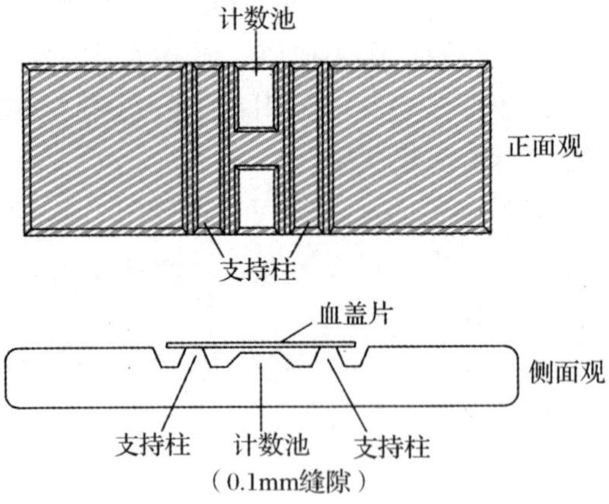

图 1 –1　改良 Neubauer 血细胞计数板结构图

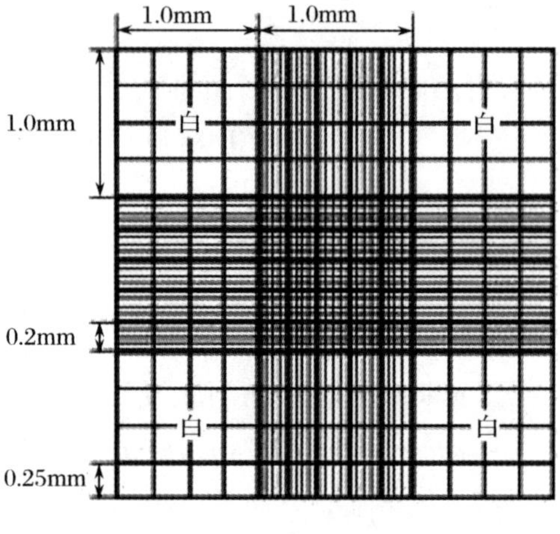

图 1 –2　血细胞计数区域

表 1 –1　改良 Neubauer 血细胞计数板的应用

计数细胞种类	计数域	计算（细胞数/L）
红细胞、血小板	中央大方格中的四角及中央 5 个中方格	$N \times 5 \times 10 \times$ 稀释倍数 $\times 10^6$
白细胞	四角 4 个大方格	$N/4 \times 10 \times$ 稀释倍数 $\times 10^6$
嗜酸粒细胞、体腔液细胞、精子	两侧计数室四角及中央 5 个大方格共 10 个大方格	$N \times$ 稀释倍数 $\times 10^6$

2. 试剂 白细胞稀释液、红细胞稀释液。

3. 标本 毛细血管血或 EDTA 抗凝新鲜全血。

【操作】

1. 准备计数板 取洁净的改良 Neubauer 血细胞计数板平置于操作台上，采用推式法即从计数板下缘向前平推血盖片，将其盖在计数室上。

2. 稀释血液 取试管2支，标明A、B，分别加白细胞稀释液0.38ml、红细胞稀释液2ml，再分别加血液20μl、10μl，混匀制成血细胞悬液。

3. 充液 用微量吸管吸取或用玻棒蘸取已充分混匀的血细胞悬液A液1滴，滴于计数板和血盖片交界处（不能碰到血盖片），利用虹吸作用让液体顺其间隙充满计数室；以相同方法取血细胞悬液B液充另一侧计数室，静置2～3min，待细胞下沉。

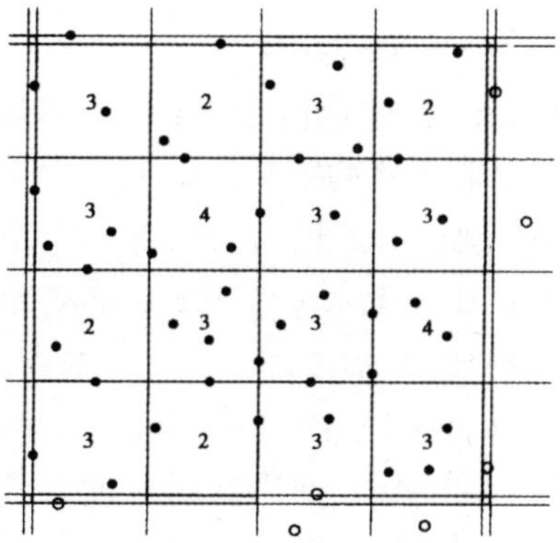

图1－3 血细胞计数原则

4. 计数 先用低倍镜观察，降低聚光器、缩小光阑使光线减弱，以便观察整个计数板结构及特征，同时观察血细胞分布是否均匀。在低倍镜下分别计数四角4个大方格的白细胞数并记录；在高倍镜下分别计数中央大方格中四角及中央5个中方格的红细胞数并记录（图1－2）。

5. 计数原则 ①按照一定顺序计数。②逐格计数。③对压线细胞遵循数上不数下、数左不数右的原则（图1－3），以免重复或遗漏。

【注意事项】

1. 改良Neubauer血细胞计数板

（1）定期检查计数板：每隔1年鉴定1次，以防不合格或磨损而影响计数结果的准确性。①血盖片：血盖片为长方形，规格为24.0mm×20.0mm×0.6mm，肉眼观察正面应平滑，侧面呈直线状，检查包括厚度和平整度。厚度检查使用千分尺对血盖片的厚度进行多点测定，最少测9个区，每区测2点，要求区域间厚度差＜2μm；平整度检查使用平面平晶仪检测血盖片两表面的干涉条纹，其条纹细密均匀或微量弯曲即符合要求。②计数室深度：将微米级千分尺尾部垂直架在计数板两堤上，移动尾部微米级千分尺，多点测量计数室的高度误差应在±2%（±2μm）以内。

（2）保证计数板和血盖片清洁：操作中手指勿接触计数板表面，以防污染。如使用血液充液，计数板和血盖片使用后应依次用95%（V/V）乙醇、蒸馏水棉球擦拭，最后用清洁绸布拭净。切勿用粗糙织物擦拭，以免磨损计数板上的刻度。

2. 充液 计数板应平放。充液前要充分混匀细胞悬液，充液必须一次性完成，不能断续充液、满溢、不足或有气泡，否则应拭净计数板及血盖片后重新操作。充液后不能移动或触碰血盖片。

3. 静置计数板 红细胞和白细胞计数时一般需将已充液的计数板静置2～3min，血小板计数需静置10～15min。注意保湿，放置时间过长会造成稀释液挥发。

4. 计数 血液稀释后应在1小时内计数完毕，以免血细胞凝集、稀释溶血、液体挥发后浓缩或分布不均。若细胞分布不均，应重新充液计数。计数红细胞、血小板用高倍镜，计数白细胞用低倍镜。应遵循计数原则，计数细胞时注意与非细胞成分相区别。

【实验讨论】

（1）影响细胞计数的关键环节是什么？

（2）如何评价细胞计数的准确性和精密度？

实验三 血涂片的制备和染色

【目的】掌握血涂片的制备和染色方法。

笔记

【原理】取1滴血于载玻片上推成均匀的血膜，并进行染色。染料含伊红和亚甲蓝，细胞中的碱性物质与酸性染料伊红结合染成红色；而酸性物质与碱性染料亚甲蓝结合染成蓝色。中性物质则同时与伊红和亚甲蓝结合，染成淡紫红色，从而使不同细胞呈现不同的染色特点。

【材料】

1. 器材 显微镜、载玻片、推片、洗耳球、一次性无菌采血针或注射器、记号笔、蜡笔和染色架等。

2. 试剂

（1）Wright 染液：① Wright 染料 1.0g、甲醇（AR 级以上）600ml、甘油 15ml。将全部染料放入清洁干燥的乳钵中，先加少量甲醇慢慢研磨（至少 30min），使染料充分溶解，再加少许甲醇混匀，然后将溶解部分倒入洁净的棕色瓶内，乳钵内剩余未溶解的染料，再加入少许甲醇细研，如此反复，直至染料全部溶解，甲醇用完为止。最后再加 15ml 甘油密闭保存。②磷酸盐缓冲液（pH 6.4～6.8）：KH_2PO4（无水）6.63g，Na_2HPO4（无水）2.56g，加蒸馏水至 1000ml。配好后用磷酸盐溶液校正 pH，塞紧瓶口贮存。也可配成 10 倍浓缩液，使用时再稀释。

（2）Giemsa 染液：Giemsa 染料 1.0g、甲醇（AR 级以上）66ml、甘油 66ml。将染料全部倒入盛有 66ml 甘油的圆锥烧瓶内，在 56℃水浴锅中加热 90～120min，使染料与甘油充分混匀溶解，然后加入 60℃预热的甲醇，充分摇匀后放棕色瓶内，室温下静置 7 天，过滤后使用。此染液放置越久，染色效果越好。

（3）Wright－Giemsa 复合染液：①中性甘油：取甘油与水按体积比 1∶1 混合，加酚酞指示液 2～3 滴，用 0.1mol/L 氢氧化钠溶液滴定至溶液显粉红色即可。②Wright－Giemsa 复合染液：Wright 染料 1.0g、Giemsa 染料 0.3g、甲醇（AR 级以上）500ml、中性甘油 10ml。将 Wright 染料和 Giemsa 染料置洁净研钵中，加少量甲醇研磨片刻，吸出上层混合液。反复数次，至 500ml 甲醇用完为止。将上层液体收集于棕色玻璃瓶中，每天早、晚各摇 3min，共 5 天，再存放 1 周后即可使用。③磷酸盐缓冲液（pH 6.4～6.8）：KH_2PO4（无水）6.63g、Na_2HPO4（无水）2.56g、加少量蒸馏水溶解，用磷酸盐溶液调整 pH，加蒸馏水至 1000ml。

3. 标本 毛细血管血或 EDTA 抗凝新鲜全血。

【操作】

1. 采血 采集毛细血管血 1 滴置于距载玻片一端 1cm 处，也可以使用玻璃棒、微量吸管或注射器针头等取 EDTA 抗凝新鲜全血 1 滴加在载玻片上，直径约 4mm。

2. 制备血涂片 左手平执载玻片两端，右手持推片从血滴前方向后移动并接触血滴，使血液沿推片边缘展开，将推片与载玻片呈 30°～45°角，匀速向前将血液制成厚薄适宜的血涂片（图 1－4）。血膜呈清晰可见的舌形，有头、体、尾三部分，且边缘整齐、两侧留有一定的空隙。

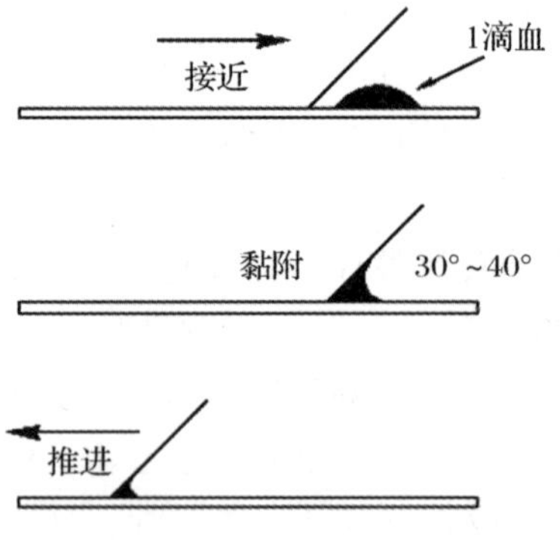

图 1－4 血涂片制备示意图

3. 干燥 将推好的血涂片在空气中晃动，使其迅速干燥。

4. 标记 在载玻片的一端用记号笔编号，注明受检者姓名。

5. 染色

（1）Wright 染色法：待血涂片干透后，用蜡笔在其两端画线，以防染色时染液外溢。将血涂片平放在染色架上，加染液数滴，以覆盖整个血膜为宜，0.5～1min 后，滴加等量或稍多的缓冲液，用洗耳球对准血涂片吹气，使染液与缓冲液充分混匀。室温下放置 5 ~ 10min 后用流水冲去染液，待干。

（2）Giemsa 染色法：将固定的血涂片置于被 pH 6.4 ~ 6.8 磷酸盐缓冲液稀释 10 ~ 20 倍的 Giemsa 染液中，浸染 10 ~ 30min（标本较少可用滴染）。取出后用流水冲洗，待干。

（3）Wright - Giemsa 复合染色法：操作步骤与 Wright 染色法相同，但用 Wright - Giemsa 复合染液和缓冲液分别替代 Wright 染液和相应的缓冲液。

6. 观察结果

（1）肉眼观察：染色前血膜呈肉红色。厚薄适宜，头、体、尾分明，分布均匀，两侧留有一定的空隙，边缘整齐；染色后呈淡紫色。

（2）显微镜观察：将干燥后的血涂片置于显微镜下观察。用低倍镜观察血涂片体、尾交界处的血细胞分布及染色情况。油镜下，成熟红细胞呈粉红色；白细胞核呈紫色，粒细胞胞质颗粒呈现特有的颜色；单核细胞胞质呈灰蓝色；淋巴细胞胞质呈淡蓝色；血小板呈紫色。

【注意事项】

1. 载玻片　①必须清洁、干燥、中性、无油脂，表面无划痕、边缘完整。新载玻片常有游离的碱性杂质，应用 10% 盐酸浸泡 24 小时、清水彻底冲洗、擦干备用。使用过的载玻片在含适量肥皂水或洗涤剂的清水中煮沸 20min，用热水洗净、再用清水反复冲洗、蒸馏水浸洗、擦干或烤干后备用。②使用时，只能手持载玻片边缘，切勿触及表面。

2. 标本　①首选皮肤采血的标本（非抗凝血），也可用 EDTA 抗凝新鲜全血。EDTA - K_2 能阻止血小板聚集，利于观察血小板形态。抗凝血液标本应在 4 小时内制作涂片，用于血象分析的抗凝血不宜冷藏。②不能使用肝素抗凝标本。

3. 推片　对血细胞比容高、血黏度高者推片速度要慢、角度要小；反之，血细胞比容低于正常、血黏度较低者推片速度要快、角度要大，方可获得满意的血涂片。

4. 涂片制备　①血量多少、血液黏度、推片角度和速度可影响血膜大小。血滴大、血黏度高、推片角度大、速度快则血膜厚，反之则血膜薄。针对不同病人应有的放矢，对血细胞比容高、血黏度高的病人应采用小血滴、小角度、慢推；而贫血病人则应采用大血滴、大角度、快推。②血膜面积不宜太小，否则，血膜可观察的部分太小。③若全血中白细胞减少影响分类，或进行疟原虫、微丝蚴检查等需采用厚血涂片法时，可将抗凝血液标本离心后取其灰白层涂片，以提高阳性检出率。④血涂片制备质量问题与可能的原因见图 1 - 5 和表 1 - 2。

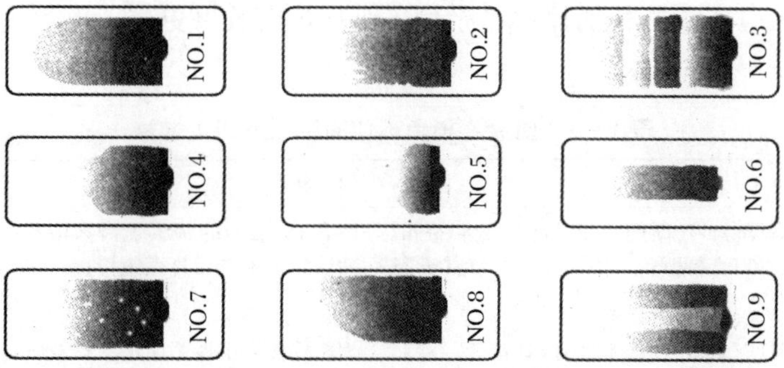

图 1 - 5　血涂片制备质量比较

NO.1 为血涂片质量好，NO.2 ~ NO.9 为血涂片质量差。

笔记

表1-2　血涂片质量问题及可能的原因

血涂片质量问题	原因
不规则间断和尾部过长	推片污染、推片速度不均匀、载玻片污染
有空泡（空洞）	载玻片被油脂污染
血膜过长或过短	推片角度不佳或血滴太小
血膜无尾部	血滴太大
两侧无空隙	推片太宽或血滴展开太宽
血膜太厚	血滴大、血液黏度高、推片角度大、推片速度快

4. 干燥　血涂片必须充分干燥，否则染色时细胞易脱落。如环境温度过低或湿度过大，可置37℃温箱中促干或在酒精灯火焰上方50mm处晃动，但不能直接对着火焰，以免细胞形态改变。

5. 标记　因体积大的异常细胞常集中于血涂片的尾部和边缘，做标记时要保护血涂片的尾部、边缘，防止破坏观察视野。

6. 染色

（1）Wright染液：①新鲜配制的染液偏碱，染色效果较差，应在室温下贮存一定时间，待亚甲蓝（美蓝）逐渐转变为天青B后使用，该过程称染料成熟。放置时间越久，天青B越多，染色效果越好，但染液应贮存于棕色瓶避光保存，且瓶口须盖严，以免甲醇挥发或氧化成甲酸。②甲醇必须用AR级（无丙酮）或以上。③染液中也可加中性甘油3ml，以防甲醇挥发，使细胞染色更清晰。

（2）加染液：应适量，以覆盖整个血膜为宜。染液不宜过少、固定时间不宜过长（一般0.5～1min），以免染液蒸发沉淀，难以冲掉。

（3）染色时间：与染液浓度、细胞多少及室温有关，染液淡、细胞多、室温低染色时间要长；反之，可减少染色时间。必要时可增加染液量或延长染色时间。冲洗前应先在低倍镜下观察有核细胞是否染色清楚，核质是否分明。为获得理想的染色效果可采用先试染的方法，以便掌握染色时间和加缓冲液的比例。

7. 冲洗　①应以流水冲洗，不能先倒掉染液，以免染料沉渣沉着在血涂片上。②冲洗时间不能过久，以免脱色。③冲洗完的血涂片应立放在支架上待干，以免剩余水分浸泡造成脱色。

8. 观察结果　良好的血涂片应有由厚到薄的过渡，头尾及两侧有一定的空隙。染色后在血膜体、尾交界处的红细胞分布均匀，既不重叠又相互紧靠。如有条件，干燥后的血涂片先用中性树胶封片后再观察，不仅能长期保存血涂片，而且观察效果更佳。血涂片染色不佳的原因及纠正措施见表1-3。

表1-3　血涂片染色不佳的原因及纠正措施

染色效果	原因	纠正措施
染色偏蓝	血膜偏厚、冲洗时间过短、冲洗用水的pH过高、染色时间长、贮存的染液暴露于阳光下	用含1%硼酸的95%乙醇溶液冲洗2次，再用中性蒸馏水冲洗，待干燥后显微镜检查
染色偏红	冲洗时间过长、冲洗用水的pH过低、贮存染液质量不佳、血涂片干燥前加封片	规范操作、中性蒸馏水、染液质量要好
染色偏浅	染色时间过短、冲洗时间过长	复染，先加缓冲液再加染液，或加染液与缓冲液的混合液，不可先加染液
染料沉积	染料沉淀、染液未过滤、血涂片被污染	用甲醇冲洗2次，并立即用水冲掉甲醇，待干燥后复染
蓝色背景	固定不当、血涂片未固定而贮存过久、使用肝素抗凝剂	注意血涂片的固定，使用EDTA抗凝静脉血

笔记

【实验讨论】

（1）一张染色良好涂片的标准是什么？

（2）影响血涂片制备与染色实验的关键环节有哪些？

（姜忠信）

实验四　红细胞计数

【目的】掌握红细胞显微镜计数法。

【原理】用等渗稀释液将血液稀释一定倍数后，充入改良 Neubaure 血细胞计数板的计数室，在显微镜下计数一定区域内的红细胞数量，经换算求出每升血液中的红细胞数量。

【材料】

1. 器材

（1）显微镜、改良 Neubaure 血细胞计数板、血盖片、绸布。

（2）试管架、试管、刻度吸管、微量吸管、玻璃棒。

（3）一次性无菌采血针、无菌棉球、干脱脂棉。

2. 试剂

（1）红细胞稀释液（Hayem 液）：氯化钠 1.0g，结晶硫酸钠 5.0g（或无水硫酸钠 2.5g），氯化高汞 0.5g，蒸馏水加至 200ml。溶解后加 20g/L 伊红溶液 1 滴，过滤后使用。

（2）甲醛枸橼酸盐稀释液：枸橼酸钠 3g，36% ~40% 甲醛 1ml，加蒸馏水至 100ml。

（3）生理盐水或 1% 甲醛生理盐水。

3. 标本　毛细血管血或新鲜全血（EDTA 抗凝新鲜全血）。

【操作】

1. 加稀释液　取小试管 1 支，加红细胞稀释液 2ml。

2. 采血　用微量吸管采集毛细血管血或新鲜全血 10μl，擦去管外余血，轻轻加至红细胞稀释液底部，再轻吸上清液清洗管腔 2 ~3 次，然后立即混匀，制成红细胞悬液。

3. 充液

（1）采用“推式”法在改良 Neubaure 血细胞计数板上加盖血盖片。

（2）用微量吸管或玻璃棒将混匀后的红细胞悬液充入改良 Neubaure 血细胞计数板的计数室，室温下平放 3 ~5min，待细胞下沉后于显微镜下计数。

4. 计数　采用高倍镜依次计数改良 Neubaure 血细胞计数板中央大方格内 4 角和正中 5 个中方格内的红细胞数。

5. 计算

$$红细胞/L = N \times \frac{25}{5} \times 10 \times 10^6 \times 200 = N \times 10^{10} = \frac{N}{100} \times 10^{12}$$

N：5 个中方格内的红细胞数量。

$\times\frac{25}{5}$：将 5 个中方格红细胞数换算成 1 个大方格红细胞数量。

×10：将 1 个大方格红细胞数换算成 1μl 血液内红细胞数量。

$\times 10^6$：$1L = 10^6 \mu l$

×200：为血液的稀释倍数。

【参考区间】①成年男性（4.0～5.5）×10^{12}/L。②成年女性（3.5～5.0）×10^{12}/L。③新生儿（6.0～7.0）×10^{12}/L。

【注意事项】

1. 器材要求 所用器材均应清洁干燥，计数板、血盖片、微量吸管及刻度吸管、改良Neubaure血细胞计数板的规格应符合质量要求，或经过校正方可使用。

2. 稀释液 红细胞稀释液应等渗、新鲜、无杂质微粒。

3. 操作要求 严格规范操作，从消毒、采血、稀释、充液到计数等环节都应严格规范要求。

（1）采血部位不当：采血局部的冻疮、发绀、水肿、感染等均可影响结果，使标本失去代表性。

（2）稀释倍数不准确：①稀释液或（和）血液的量不准确。②吸血时吸管内有气泡。③未擦去吸管外余血。④血液加入稀释液后，吸管带出部分稀释血液。⑤稀释液放置时间过长，蒸发浓缩。

（3）血液凝固：采血动作缓慢、过分挤压采血部位等可造成血液凝固。

（4）充液不当：红细胞悬液未混匀、充液过多或过少、断续充液、计数室内有气泡、充液后血盖片移动、操作平台不平，均可造成细胞分布不匀。因此，既要充分混匀红细胞悬液，又要防止剧烈振荡而破坏红细胞。必须一次性充满计数室，防止产生气泡、充液过多或过少等，充入血细胞悬液的量以不超过计数室台面与血盖片之间的矩形边缘为宜。

（5）寻找计数区域：在显微镜光线不要太强的情况下，仔细调整显微镜的细螺旋，寻找计数区域。

（6）计数：①计数压线细胞：计数压线细胞时，应遵循“数上不数下、数左不数右”的原则，避免漏数或重复计数。②缩小计数域误差：尽量扩大血细胞计数范围和数量。③减少其他细胞影响：如减少白细胞、网织红细胞和有核红细胞的影响。

【实验讨论】

（1）白细胞数量过高时，为什么影响红细胞计数，应如何对结果进行校正？

（2）影响红细胞计数的因素有哪些？应如何控制？

（3）用红细胞计数的质量评价方法评估本次试验的误差。

实验五　白细胞计数

【目的】掌握白细胞显微镜计数法。

【原理】白细胞稀释液将血液稀释一定的倍数，同时破坏溶解红细胞。将稀释的血液充入改良Neubaure血细胞计数板的计数室，在显微镜下计数一定区域内的白细胞数量，经换算即可求出每升血液中的白细胞数量。

【材料】

1. 器材

（1）显微镜、改良Neubaure血细胞计数板、血盖片、绸布。

（2）试管架、试管、刻度吸管、微量吸管、玻璃棒。

（3）一次性无菌采血针、无菌棉球、干脱脂棉。

2. 试剂 白细胞稀释液：2%冰乙酸溶液中加入10g/L结晶紫（或亚甲蓝）3滴。

3. 标本 毛细血管血或新鲜全血（EDTA抗凝新鲜全血）。

笔记

【操作】

1. 加稀释液　用吸管吸取白细胞稀释液 0.38ml 于小试管中。

2. 采血　用微量吸管吸取毛细血管血或新鲜全血 20μl，擦去管尖外部余血。将吸管插入小试管中白细胞稀释液的底部，轻轻放出血液，并吸取上层白细胞稀释液清洗吸管 2～3 次，立即混匀，制成白细胞悬液。

3. 混匀　将试管中血液与稀释液混匀，待白细胞悬液完全变为棕褐色。

4. 充液

（1）采用“推式”法在改良 Neubaure 血细胞计数板上加盖血盖片。

（2）再次将小试管中的细胞悬液混匀。用玻璃棒蘸取细胞悬液 1 滴，充入改良 Neubaure 血细胞计数板的计数室中，室温静置 2～3min，待白细胞完全下沉后，在显微镜下计数。

5. 计数　在低倍镜下计数改良 Neubaure 血细胞计数板的四角 4 个大方格内的白细胞总数。

6. 计算

$$\text{白细胞} = \frac{4\text{个大方格内白细胞数}(N)}{4} \times 10 \times 20 \times 10^6 = \frac{N}{20} \times 10^9/L$$

N：为 4 个大方格内的白细胞数量。

÷4：每个大方格的白细胞平均数量。

×10：由 1 个大方格白细胞数量换算成 1μl 的白细胞数量。

×20：血液稀释 20 倍。

$\times 10^6$：1L 等于 10^6μl。

【参考区间】成人（4.0～10.0）$\times 10^9$/L；新生儿（15～20）$\times 10^9$/L；儿童（5～12）$\times 10^9$/L。

【注意事项】

1. 器材要求　均须清洁、干燥，并经过严格的校准，采用合格检测试剂。

2. 标本要求

（1）标本种类：新鲜全血标本，血液标本与抗凝剂应立即充分混匀。标本中不得有肉眼可见的溶血或小凝块。

（2）抗凝剂：EDTA－K_2 作为抗凝剂，其浓度为 3.7～5.4μmol/ml 血液（1.5～2.2mg/ml 血液）。

（3）采血：采血速度要快（以免血液凝固），针刺深度要适当（2～3mm），不能过度挤压（以免组织液混入）。

（4）稀释与混匀：稀释液应为无菌、无毒、适用于检测系统的缓冲盐溶液。稀释液应过滤（以免杂质、微粒干扰），取血量和稀释倍数要准确。

（5）容器及条件：①必须采用符合要求的塑料注射器或负压采血系统。②盛有标本的试管应有足够的剩余空间，以便血液标本混匀。③标本置于 18～22℃温度下直接检测。④从血液标本采集到检测的时间间隔应不超过 4 小时。⑤检测前轻轻颠倒盛有标本的试管，使标本充分混匀。

3. 操作要求

（1）加血盖片：加血盖片的方式可影响充液的高度，进而影响计数结果。WHO 推荐采用“推式”法，此法较“盖式”法更能保证充液体积的高度为 0.10mm。

（2）充液：①充液前应适当用力、快速振荡 30 秒，以充分混匀白细胞悬液。但应避免产生过多气泡影响充液和准确计数。②充液时应避免充液过多、过少、断续，避免气泡及充液后移动或触碰血盖片。

（3）细胞分布要均匀：白细胞总数在正常范围内时，各大方格间的细胞数不得相差 8 个以

笔记

上。2 次重复计数误差不超过 10%，否则应重新充液计数。

（4）寻找计数区域：在显微镜光线不要太强的情况下，仔细调整显微镜的细螺旋，寻找计数区域。

（5）计数：①计数原则：计数压线细胞时，遵循数上不数下、数左不数右的计数原则。②校正有核红细胞的影响：由于白细胞稀释液不能破坏有核红细胞，若外周血出现有核红细胞，可使白细胞计数结果偏高。③减小固有误差：当白细胞数量 $<3\times10^9/L$ 时，可扩大计数范围（计数 8 个大方格内的白细胞数），或缩小稀释倍数（如采集 40μl 血液）。当白细胞数量 $>15\times10^9/L$ 时，可适当减少血量（如采集 10μl 血液），或增加稀释倍数（如取 0.78ml 稀释液）。

【实验讨论】

（1）不同采血部位血液标本对白细胞显微镜计数结果有何影响？

（2）白细胞显微镜计数法的技术误差和固有误差有哪些？如何控制？

（3）白细胞显微镜计数法的优缺点。

实验六　血小板计数

【目的】掌握血小板的显微镜计数法。

【原理】血液经稀释液按一定比例稀释和破坏红细胞后，充入改良 Neubaure 血细胞计数板的计数室，在显微镜下计数一定区域内的血小板数量，经过换算求出每升血液中血小板的数量。

【材料】

1. 器材

（1）显微镜、改良 Neubaure 血细胞计数板、血盖片、绸布。

（2）试管架、试管、刻度吸管、微量吸管、玻璃棒。

（3）一次性无菌采血针、无菌棉球、干脱脂棉。

2. 试剂　10g/L 草酸铵稀释液（草酸铵 10g，$EDTA-Na_2$ 0.12g 溶于 1000ml 蒸馏水中，混匀）。

3. 标本　毛细血管血。

【操作】

1. 加稀释液　准确吸取 10g/L 草酸铵稀释液 0.38ml，置于清洁小试管中。

2. 采血　常规消毒无名指，穿刺后，让血液自然流出，准确采血 20μl，置于含有草酸铵的稀释液中，立即充分混匀，制成血小板悬液。

3. 稀释静置　待完全溶血后再混匀 1min，置室温 10min。

4. 充液

（1）采用“推式”法在改良 Neubaure 血细胞计数板上加盖血盖片。

（2）取混匀的血小板悬液 1 滴充入改良 Neubaure 血细胞计数板计数室内，静置 10～15min，使血小板充分下沉。空气干燥季节应将改良 Neubaure 血细胞计数板置湿盒内。

5. 计数　用高倍镜计数改良 Neubaure 血细胞计数板中央大方格内的四角和中央共 5 个中方格内血小板数量。

6. 计算　血小板数量 $=N\times5\times10\times20\times10^6/L=N\times10^9/L$。

N：5 个中方格内血小板数量。

×5：将 5 个中方格内的血小板数量换算成 1 个大方格内的血小板数量。

笔记

×10：由1个大方格血小板数量换算成1μl的血小板数量。

×20：血液稀释20倍。

$\times 10^6$：1L等于10^6μl。

【参考区间】（100～300）$\times 10^9$/L。

【注意事项】

1. 病人准备　检查前病人应避免服用含有阿司匹林及其他抗血小板药物。

2. 器材要求　所用器材均须清洁、干燥，并经过严格的校准。

3. 稀释液要求　草酸铵稀释液要清洁，无细菌、尘埃等污染。存放时间较长后应过滤后再使用。

4. 采血　毛细血管采血时，针刺应达3mm深，使血液流畅。拭去第1滴血后立即采血，以防血小板聚集和破坏。如果同时做白细胞和血小板计数时，应先采血做血小板计数。

5. 制备悬液　血液加入血小板稀释液内要充分混匀，但不可过度振荡，以免导致血小板破坏和聚集。

6. 充液

（1）充液前必须轻轻摇动血小板悬液2min或200次以上，但用力不宜过大，以免造成血小板破坏或产生气泡，引起计数误差。

（2）血小板悬液充入改良Neubaure血细胞计数板计数室后，需要静置10～15min，使血小板完全下沉后再计数。但应注意保持湿度，避免水分蒸发而影响计数结果。

7. 计数光线要求　计数时光线不可太强，注意微有折光性的血小板与尘埃等的鉴别，附着在血细胞边缘的血小板也要注意，不要漏计。

8. 计数时间　应在1小时内计数完毕，否则结果偏低。

9. 及时核准血小板计数结果　由经验丰富的检验人员及时核准血小板计数结果。常用的方法有：

（1）用同1份血液标本制备良好的血涂片，观察血小板数量、形态和分布情况，进行核准。

（2）用血小板计数的参考方法核准计数结果。

（3）每份标本最好做2次计数，若2次计数误差小于10%，取其均值报告；若计数误差大于10%，应做第3次计数，取2次相近结果的均值报告。

10. 排除非技术因素的影响

（1）血小板聚集或凝集、异常蛋白血症、巨大血小板、卫星现象、高脂血症导致血小板假性减少。

（2）HbH包涵体病人的红细胞碎片、慢性淋巴细胞白血病病人的淋巴细胞核和细胞质碎片、小红细胞等可被误认为血小板，导致血小板假性增多。

【实验讨论】

（1）影响血小板显微镜计数的因素有哪些？如何控制？

（2）比较血小板显微镜计数法和血细胞分析仪法的优缺点？

（3）比较不同采血方法对血小板显微镜计数法的影响？

实验七　嗜酸性粒细胞直接计数

【目的】掌握嗜酸性粒细胞直接计数的方法。

笔记

【原理】用嗜酸性粒细胞稀释液，将血液稀释一定倍数，使大部分的红细胞和其他白细胞被破坏并使嗜酸性粒细胞着色。将稀释的细胞悬液充入改良 Neubaure 血细胞计数板的计数室，计数一定区域内的嗜酸性粒细胞数，经过换算得出每升血液中的嗜酸性粒细胞数。

【材料】

1. 器材

（1）显微镜、改良 Neubaure 血细胞计数板、血盖片、绸布。

（2）试管架、试管、刻度吸管、微量吸管、玻璃棒。

（3）采血针、无菌棉球、干脱脂棉。

2. 试剂

（1）伊红－丙酮稀释液：20g/L 伊红水溶液 5ml、丙酮 5ml、蒸馏水 90ml。

（2）Hinkelman 稀释液：伊红 0.2g、95% 苯酚 0.5ml、40% 甲醛 0.5ml、蒸馏水加至 100ml。

（3）乙醇－伊红稀释液：20g/L 伊红水溶液 10ml、95% 乙醇 30ml、甘油 10ml、碳酸钾 1.0g、柠檬酸钠 0.5g、蒸馏水加至 100ml。

（4）皂素－甘油稀释液：20g/L 伊红水溶液 10ml、皂素 0.3g、甘油 10ml、尿素 10g、氯化钠 0.9g、蒸馏水加至 100ml。

（5）溴甲酚紫稀释液：溴甲酚紫 25mg、蒸馏水 50ml。

（6）固绿（FCF）稀释液：①甲液：20g/L 固绿 20ml、丙酮 30ml、EDTA－$Na_2$0.2g、蒸馏水加至 500ml。②应用液：无水乙醇 27ml、甘油 10ml、碳酸钾 1.0g、草酸铵 0.2g，用甲液加至 100ml，过滤备用。

3. 标本 新鲜全血或毛细血管血。

【操作】

1. 加稀释液 吸取嗜酸性粒细胞稀释液 0.38ml 于小试管中。

2. 采血 用微量吸管采血 20μl，擦去管尖外部余血。将吸管插入小试管稀释液的底部，轻轻放出血液，并吸取上层稀释液清洗吸管 2～3 次。

3. 混匀 将试管中的血液与稀释液混匀，待红细胞完全溶解。

4. 充液

（1）采用“推式”法在改良 Neubaure 血细胞计数板上加盖血盖片。

（2）再次将小试管中的细胞悬液混匀。用玻璃棒蘸取细胞悬液 1 滴，充入改良 Neubaure 血细胞计数板的 2 个计数室中，室温静置 3～5min。

5. 计数 低倍镜下计数 2 个计数室共计 10 个大方格内的嗜酸性粒细胞。

6. 计算

$$\text{嗜酸性粒细胞}/L = \frac{10\text{个大方格内的嗜酸性粒细胞}}{10} \times 10 \times 20 \times 10^6/L$$

÷10：每个大方格的嗜酸性粒细胞平均数量。

×10：由每个大方格嗜酸性粒细胞数量换算成每微升的嗜酸性粒细胞数量。

×20：血液稀释 20 倍。

$\times 10^6$：1L 等于 10^6μl。

【参考区间】（0.05～0.50）$\times 10^9$/L。

【注意事项】

1. 器材要求 所用器材必须是中性的，吸管、试管、计数板和血盖片均应洗涤干燥后再使用。

笔记

2. 固定检测时间　嗜酸性粒细胞计数最好固定标本的采集时间（上午 8 时或下午 3 时），以免受日间生理变化的影响。

3. 计数误差　造成白细胞计数误差的因素，在嗜酸性粒细胞计数时均应注意。

4. 保护细胞

（1）嗜酸性粒细胞稀释液中的乙醇、丙酮等为嗜酸性粒细胞的保护剂，若嗜酸性粒细胞被破坏，可适当增加其用量；若中性粒细胞破坏不全，则可适当减少其用量。

（2）因嗜酸性粒细胞易于破碎，混匀不宜太过用力；若使用含甘油的稀释液，因黏稠度大，要适当延长混匀时间。

5. 寻找计数区域　在显微镜光线不要太强的情况下，仔细调整显微镜的细螺旋，寻找计数区域。

6. 计数时间　计数应在血液稀释后 1 小时内完成，否则嗜酸性粒细胞会逐渐溶解破坏，造成结果偏低。

7. 鉴别细胞　注意与残留的中性粒细胞区别，以免误认。中性粒细胞一般不着色或着色较浅，胞质颗粒细小或不清。

【实验讨论】

（1）嗜酸性粒细胞稀释液中乙醇、丙酮等试剂的作用是什么？如何调整其用量？

（2）影响嗜酸性粒细胞直接计数的因素有哪些？与前述细胞计数有何不同？如何控制？

（3）嗜酸性粒细胞直接计数对哪些疾病有诊断和鉴别诊断及疗效观察价值？

（王元松）

实验八　白细胞分类计数

【目的】掌握显微镜外周血白细胞分类计数方法。

【原理】将血液制备成细胞分布均匀的血涂片，经 Wright 染色后在显微镜下观察白细胞的形态，并进行分类计数，通常分类计数 100 个白细胞，计算得出各种白细胞的相对比值或所占的百分率。

【材料】

1. 器材　显微镜、细胞分类计数器、拭镜纸。

2. 试剂　Wright 染液、磷酸盐缓冲液（pH 6.4 ~ 6.8）、香柏油、镜头清洁液。

3. 标本　制备良好的血涂片。

【操作】

1. 染色　制备良好的血涂片经 Wright 染色后，流水冲洗干净，自然干燥后待用。

2. 低倍镜观察　低倍镜下观察全片，了解染色情况和细胞分布情况，观察有无异常细胞。

3. 油镜观察　选择血涂片体、尾交界处细胞分布均匀、着色良好的区域，滴加香柏油 1 滴，使用油镜（×100 倍物镜）进行分类计数。按一定的方向顺序对所见的每个白细胞进行分类，并用细胞分类计数器做好记录，共计数 100 个白细胞。

4. 计算　根据分类计数结果计算各类白细胞所占的百分率。结合白细胞计数结果，计算出每升血液中各种白细胞的数量（即各种白细胞的绝对值）。

【参考区间】成人白细胞分类计数参考区间见表 1－4。

表 1－4　成人白细胞分类计数参考区间

白细胞	百分率（%）	绝对值（$\times 10^9$/L）
中性粒细胞杆状核（Nst）	1～5	0.04～0.50
中性粒细胞分叶核（Nsg）	50～70	2.00～7.00
嗜酸性粒细胞（E）	0.5～5.0	0.05～0.50
嗜碱性粒细胞（B）	0～1	0～0.10
淋巴细胞（L）	20～40	0.8～4.00
单核细胞（M）	3～8	0.12～0.80

【注意事项】

1. 血涂片质量　制备厚薄适宜、头体尾分明、细胞分布均匀、四周留有空隙且染色良好的血涂片，是保障白细胞分类结果可靠性的关键。血膜过厚，则细胞重叠、细胞缩小；血膜太薄，白细胞多集中于边缘；血膜如不在载玻片的两侧留余地，则影响某些异常细胞（大细胞或成堆细胞）的观察。染色后的细胞色彩鲜明，能显示出各种细胞特有的色彩，细胞核结构和细胞浆颗粒清楚，染色偏碱或偏酸，均会影响对细胞形态的观察。

2. 白细胞分类

（1）观察全片：首先采用低倍镜观察血涂片的染色质量及细胞分布情况，注意血涂片边缘及尾部有无巨大的异常细胞或成堆分布的细胞等。

（2）分类部位：①体积较小、密度较大的淋巴细胞在血涂片头、体部分布较多。②体积较大、密度较小的单核细胞和粒细胞在尾部和两侧较多。③异常的大细胞则常在尾部。

（3）分类方法：分类计数时最好选择体尾交界处，按照一定顺序方向以“城垛式”有规律地移动视野，逐个计数不同区域的白细胞，切忌根据自己的主观意愿任意取舍随机视野内的白细胞，以免重复计数或漏计。

3. 分类计数的数量　白细胞分类计数的数量应根据白细胞总数而定。一般要求在油镜下分类计数 100 个白细胞；当白细胞总数超过 15×10^9/L 时，应分类计数 200 个白细胞；当白细胞数量低于 3×10^9/L 时，为了降低误差，则应选择 2 张血涂片分类计数 50～100 个白细胞。

4. 影响因素

（1）有核红细胞：血涂片中如见到有核红细胞，应逐个计数，但不列入白细胞分类计数总数之内，报告方式为分类计数 100 个白细胞的同时见到的有核红细胞数。

（2）异常细胞：如发现幼稚或异常白细胞，应进行分类报告，并包括在白细胞分类比值或百分率中。不能识别的破碎细胞数量不能太多，一般不能超过白细胞总数的 2%。若破碎细胞仍能鉴别其种类，如破碎的嗜酸性粒细胞等，仍将其计在分类计数总数中。

（3）其他细胞形态异常：若发现红细胞、血小板的形态异常改变应在结果中描述。

（4）寄生虫：发现其他异常如见到寄生虫（如疟原虫）等应在报告中描述。

【实验讨论】

（1）白细胞分类计数中发现幼稚或异常白细胞、有核红细胞时如何报告结果？

（2）如何利用血涂片上白细胞密度评估血液中白细胞总数？应注意哪些问题？

（3）影响血涂片白细胞分类计数的因素有哪些？如何评价分类计数误差？

笔记

实验九　血细胞形态检查

一、白细胞形态检查

【目的】 掌握各种白细胞正常形态和病理形态。

【原理】 用普通光学显微镜直接观察经 Wright 染色后血涂片上的白细胞，并根据白细胞的大小、细胞核和细胞质的特征，鉴别各种白细胞。

【材料】

1. 器材　显微镜、细胞分类计数器、拭镜纸。

2. 试剂　Wright 染液、磷酸盐缓冲液（pH 6.4～6.8）、香柏油、镜头清洁液。

3. 标本　制备良好的血涂片。

【操作】

1. 染色　制备良好的血涂片经 Wright 染色后，流水冲洗干净，自然干燥待用。

2. 低倍镜观察　低倍镜下观察全片，初步评估细胞分布、数量及染色情况，观察有无异常细胞。

3. 油镜观察　选择血涂片体、尾交界处细胞分布均匀、着色良好的区域，滴加香柏油 1 滴，在油镜下对白细胞从细胞大小、细胞核、细胞质等方面仔细地观察。注意有无白细胞形态变化，包括中性粒细胞的毒性变化、中性粒细胞的核象变化、中性粒细胞胞核形态异常、中性粒细胞胞质颗粒减少或消失、异型淋巴细胞等。

4. 计算毒性指数　观察 100 或 200 个中性粒细胞，记录含中毒颗粒的中性粒细胞数量，计算毒性指数。

$$\text{毒性指数} = \frac{\text{有中毒颗粒的中性粒细胞数}}{\text{计数的中性粒细胞数}}$$

5. 报告　发现异常细胞应直接在报告描述。

【参考区间】 无异常白细胞。

【注意事项】

1. 显微镜使用技巧　识别白细胞形态时要随时旋转调焦细螺旋（微调），注意全面观察细胞核染色质、细胞浆颗粒大小、染色及分布等特点。

2. 注意全片观察　特别要留意血涂片尾部和两端体积较大细胞的情况。如发现幼稚细胞、红细胞或血小板形态异常时，一定要在结果报告中加以描述。

3. 染色的影响　染色偏碱或染色时间过长时，可将中性颗粒误认为中毒颗粒，应注意全片各种细胞的染色情况。

4. 区别不同类型细胞　含中毒颗粒的中性粒细胞与嗜碱性粒细胞区别，其区别要点是嗜碱性粒细胞核较少分叶，染色较浅，嗜碱性颗粒着色更深，较大且不均匀，细胞边缘常分布较多，也可覆盖分布于细胞核上。

【实验讨论】

（1）白细胞在病毒性感染和急性细菌性感染时细胞计数和形态学变化各有何特点？

（2）异型淋巴细胞分几型？各有何形态学特点？

二、红细胞形态检查

【目的】 掌握正常红细胞的形态特点及检查方法。

笔记

【原理】用普通光学显微镜，直接观察经 Wright 染色后血涂片上的成熟红细胞形态。

【材料】

1. 器材 显微镜、细胞分类计数器、拭镜纸。

2. 试剂 Wright 染液、磷酸盐缓冲液（pH 6.4～6.8）、香柏油、镜头清洁液。

3. 标本 制备良好的血涂片。

【操作】

1. 染色 制备良好的血涂片经 Wright 染色后，流水冲洗干净，自然干燥待用。

2. 低倍镜观察 低倍镜下观察全片，包括成熟红细胞的染色和分布情况。并选择细胞分布均匀、染色良好、成熟红细胞紧密排列但不重叠区域（一般在血涂片的体尾交界处）。

3. 油镜观察 在选定的区域滴加香柏油 1 滴，在油镜下观察上述区域中成熟红细胞的形态。

4. 结果 描述待检标本中成熟红细胞形态特点和观察到的异常红细胞的形态学变化。成熟红细胞异常可表现为：大小异常、形状异常、染色异常、结构异常。

【参考区间】血涂片经 Wright 染色后，成熟红细胞呈淡粉红色，双凹圆盘状，细胞大小均一，平均直径 7.2μm（6.7～7.7μm），中央部位为生理性淡染区，大小约为直径的 1/3，胞质内无异常结构。成人外周血涂片无有核红细胞，可偶见变形或破碎的细胞，分布极为局限。

【注意事项】

1. 标本准备 标本在推片和染色过程中的人为因素可造成红细胞形态异常，如：①涂片不当。②玻片不符合要求。③抗凝剂 EDTA－K_2浓度过高，或长时间放置血液。④染色不当。⑤涂片干燥过慢或固定液中混有少许水分。⑥涂片末端附近，可见与长轴方向一致的假椭圆形红细胞等。

2. 低倍镜观察 应先在低倍镜下浏览全片，观察细胞的分布和染色情况，选择理想的区域进行观察，理想红细胞分布区域是红细胞之间紧密排列而不重叠。并注意观察是否存在其他异常细胞或异常成分，如幼稚细胞或有核红细胞等。

3. 区别假性异形红细胞 应认真浏览全片，排除人为因素影响，一般真正的异形红细胞全片都可见到同样异常，而假性异形红细胞常局限于个别区域。

【实验讨论】

（1）影响显微镜检查红细胞形态的因素有哪些？如何控制？

（2）红细胞形态的变化可影响那些相关参数？为什么？

（3）在推片及染色过程中哪些因素可导致红细胞形态异常。

三、血小板形态检查

【目的】掌握正常血小板的形态特点及检查方法。

【原理】用普通光学显微镜，直接观察经 Wright 染色后血涂片上的血小板形态。

【材料】

1. 器材 显微镜、细胞分类计数器、拭镜纸。

2. 试剂 Wright 染液、磷酸盐缓冲液（pH 6.4～6.8）、香柏油、镜头清洁液。

3. 标本 制备良好的血涂片。

【操作】

1. 染色 制备良好的血涂片经 Wright 染色后，流水冲洗干净，自然干燥待用。

2. 低倍镜观察 低倍镜下观察全片，包括血小板的染色和分布情况。并选择细胞分布均匀、染色良好、细胞形态完整的区域，换油镜观察。

笔记

3. 油镜观察　在选定的区域滴加香柏油 1 滴，在油镜下仔细观察 10 个视野内的血小板数量和形态特点。

4. 结果　描述待检标本中血小板分布及形态特点。血小板分布特点可描述为：散在分布、簇状分布、成堆分布等；血小板形态特点可描述为：正常形态血小板、大血小板、异形血小板等。

【参考区间】呈两面微凸的圆盘状，直径约 1.5 ~ 3μm，新生血小板体积大，成熟者体积小。在血涂片上往往散在或成簇分布，其形态多数为圆形、椭圆形或略欠规则；胞质呈淡蓝或淡红色，中心部位有细小、分布均匀而相聚或分散于胞质中的紫红色颗粒。

【注意事项】

1. 采血与抗凝　采血过程是否顺利对血小板数量和形态影响较大，应尽量使采血顺利以避免血小板聚集与黏附。以 EDTA - K_2抗凝新鲜全血观察血小板数量和形态优于末梢血。

2. 制备血涂片　采血后立即制备血涂片。如采血不当、涂片不当、染色不当、长时间放置血液、涂片干燥过慢可影响血小板形态。

3. 选择镜检区域　镜检理想区域是成熟红细胞紧密排列但不重叠区域（一般在血涂片的体尾交界处）。

4. 减少人为影响因素　应认真浏览全片，排除人为因素影响。一般真正的异形血小板均匀分布于全片，而假性异形血小板常局限于个别区域。

【实验讨论】

（1）血小板卫星现象及其意义。

（2）影响血小板聚集的因素有哪些?

实验十　网织红细胞计数

一、试管法

【目的】掌握网织红细胞试管法计数的方法。

【原理】网织红细胞是尚未完全成熟的红细胞，其胞质内残存少量核蛋白体和核糖核酸（RNA）等嗜碱性物质，经煌焦油蓝或新亚甲蓝等染液活体染色后，在显微镜下呈蓝色网状或点状结构，可与完全成熟的红细胞区别。

【材料】

1. 器材　显微镜、拭镜纸、试管、试管架、玻片、Miller 窥盘。

2. 试剂

（1）10g/L 煌焦油蓝生理盐水溶液：煌焦油蓝 1.0g，柠檬酸三钠 0.4g，氯化钠 0.85g，溶于双蒸水 100ml 中，混匀，过滤后贮存于棕色试剂瓶中备用。

（2）新亚甲蓝 N 溶液：新亚甲蓝 0.5g，草酸钾 1.4g，氯化钠 0.8g，蒸馏水加至 100ml，过滤后贮存于棕色试剂瓶中备用。

（3）香柏油、镜头清洁液。

3. 标本　新鲜全血。

【操作】

1. 加染液　取清洁小试管做好标记，将网织红细胞染液 2 滴加入其中。

2. 加血液标本　在已加入染液的小试管内注入新鲜全血 2 滴，立即混匀。

笔记

3. 染色 室温下放置15～20min。

4. 涂片制备 取混匀染色血1小滴制成薄血涂片，自然干燥。

5. 观察 低倍镜下观察红细胞的分布和染色情况，选择红细胞分布均匀、着色好、背景清晰的部位进行计数。

6. 计数

（1）常规法：在油镜下计数至少1000个红细胞中的网织红细胞数。

（2）Miller窥盘计数法：为提高网织红细胞计数的精度和速度，ICSH推荐使用Miller窥盘（厚度为1mm、直径为19mm的圆形玻片，玻片上刻有大小两个正方形格子，大方格B面积为小方格A的9倍。图1－6）。将Miller窥盘放置于目镜内，于Miller窥盘的小格内计数所有成熟RBC，在大格内（含小格）计数网织红细胞数。为控制CV水平，建议根据网织红细胞的数量决定所应计数的红细胞的数量见表1－5。

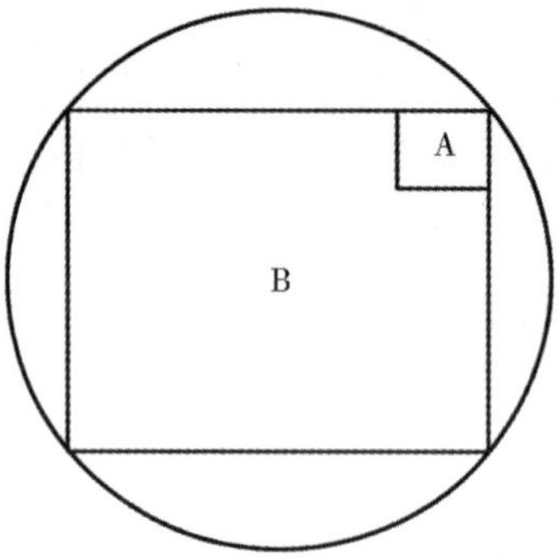

图1－6 Miller窥盘示意图

表1－5 实际需要在小方格内要求计数的红细胞数量

Retic（%）	计数Miller窥盘小方格RBC数量（CV＝10%）	相当于缩视野法计数RBC数量
1～2	1000	9 000
3～5	500	4 500
6～10	200	1 800
11～20	100	900

7. 计算

（1）常规法：

$$网织红细胞百分数 = \frac{计数1000个红细胞中的网织红细胞数}{1000} \times 100\%$$

（2）Miller窥盘计数法：

$$网织红细胞百分数 = \frac{大方格B内的网织红细胞数}{小方格A内的红细胞数 \times 9} \times 100\%$$

（3）网织红细胞绝对数：

$$网织红细胞数/L = 红细胞数/L \times 网织红细胞百分数$$

【参考区间】①成年人、儿童：0.5%～1.5%。②新生儿：2.0%～6.0%。③成年人绝对值：（24～84）$\times 10^9$/L。

【注意事项】

1. 染液　染液质量直接影响网织红细胞计数的准确性。煌焦油蓝染液长期普遍应用，但溶解度低，易形成沉渣吸附于红细胞表面；新亚甲蓝染色力强且着色稳定，是 WHO 推荐使用的染液。试剂应定期配制，以免变质沉淀，新配制染料使用前应过滤，去除染料沉渣。

2. 染色　染色时间不能过短，室温低时可放置 37℃恒温水箱或适当延长染色时间。染液与血液的比例以 1∶1 为宜，严重贫血时可适当增加血液的比例。

3. 标本　标本采集后应及时染色，因网织红细胞在体外仍继续成熟，其数量随着保存时间的延长而递减。标本染色后也应及时测定，因染料吸附可人为增高网织红细胞计数值。Wright 染液复染可使网织红细胞数值偏低。ICSH 推荐使用 Miller 窥盘进行计数，提高结果准确性。

4. 计数　选择红细胞分布均匀、网织红细胞着色好、背景清晰的部位计数，凡含有 2 个或 2 个以上网织颗粒的红细胞均应计为网织红细胞。由于网织红细胞体积较大，故应兼顾血片边缘和尾部。应注意网织红细胞与 HbH 包涵体的鉴别，前者为蓝绿色网织状或点粒状结构，分布不均；后者为蓝绿色圆形小体，均匀散在于整个红细胞内，一般在温育 10～60min 后出现。

5. 结果评价

（1）95% 可信区间法：网织红细胞的 95% 可信区间是 $R \pm 2S_P$。

$$S_p = \sqrt{\frac{R(1-R)}{N}}$$

S_P为标准误，R 为网织红细胞百分数，N 为所计数红细胞总数。正常网织红细胞百分数很低，但其绝对值是很高的。通过计算，确定网织红细胞计数的 95% 可信区间，对标本再计数 1 次，若结果落入计算 95% 可信区间内，说明两次计数无显著性差异；否则，应进行第 3 次计数。

（2）比值法：

$$r = \frac{|R_1 - R_2|}{\sqrt{\frac{R_1(1-R_1)+R_2(1-R_2)}{N}}}$$

R_1、R_2分别为 2 次计数结果，N 为网织红细胞数。r 值 <2 时结果可靠。

二、玻片法

【目的】掌握网织红细胞玻片法计数的方法。

【原理】同试管法。

【材料】

1. 器材　显微镜、拭镜纸、试管、试管架、玻片、Miller 窥盘。

2. 试剂

（1）10g/L 煌焦油蓝乙醇溶液：煌焦油蓝 1.0g（置于乳钵中研磨），溶于 95% 乙醇 100ml，过滤后贮存于棕色试剂瓶中备用。

（2）新亚甲蓝 N 溶液：新亚甲蓝 0.5g，草酸钾 1.4g，氯化钠 0.8g，蒸馏水加至 100ml，过滤后贮存于棕色试剂瓶中备用。

（3）香柏油、镜头清洁液。

3. 标本　新鲜全血。

【操作】

1. 加染液　于载玻片的一端滴加 10g/L 煌焦油蓝乙醇溶液 1 滴，待其自然干燥后备用。

2. 加血液　取混匀后新鲜全血 1 滴，滴在干燥的染料上，用推片角轻轻将血滴与染料混匀，然后用另一载玻片盖在此载玻片上，使两玻片黏合，以免血液和染料干燥。

笔记

3. 制备涂片 5~10min 后，移开上层载玻片，取 1 小滴推制成血涂片。

4. 观察 同试管法。

5. 计数 同试管法。

6. 计算 同试管法。

【参考区间】 同试管法。

【注意事项】 同试管法。

【实验讨论】

（1）影响网织红细胞计数的因素有哪些？如何控制？

（2）网织红细胞计数对哪些疾病有诊断和鉴别诊断及疗效观察价值？

（3）如何对常规法和 Miller 窥盘法网织红细胞计数进行方法学评价？分组设计一实验并完成。

实验十一　血红蛋白测定

一、氰化高铁血红蛋白测定法

【目的】 掌握氰化高铁血红蛋白（hemiglobincyanide，HiCN）测定方法及其注意事项。

【原理】 HiCN 转化液能破坏红细胞，各种血红蛋白（SHb 除外）中的亚铁离子（Fe^{2+}）被高铁氰化钾氧化成高铁离子（Fe^{3+}），形成高铁血红蛋白（Hi），Hi 与氰化钾提供的氰根离子（CN^-）反应，生成稳定的棕红色复合物氰化高铁血红蛋白（HiCN）。HiCN 在波长 540nm 处有一较宽的吸收峰，其吸光度与它在溶液中的浓度成正比。用分光光度计测定该处的吸光度，再换算成每升血液中的血红蛋白浓度，或用 HiCN 参考液进行比色法测定制作标准曲线供查阅。

【材料】

1. 器材 分光光度计、试管、试管架、5 ml 吸管、洗耳球、微量吸管或加样枪、乳胶吸头、干脱脂棉或吸水纸。

2. 试剂

（1）HiCN 转化液（文齐液）：氰化钾（KCN）0.050g，高铁氰化钾［$K_3Fe(CN)_6$］0.200g，无水磷酸二氢钾（KH_2PO_4）0.140g，Triton X-100 1.0 ml，蒸馏水加至 1 000 ml，调整 pH 至 7.0~7.4。

（2）200g/L 的标准 HiCN 参考液（商品试剂）。

3. 标本 EDTA-K_2抗凝静脉血或末梢血。

【操作】

1. 直接定量法

（1）加转化液：将 5 ml HiCN 转化液加入试管内。做好标记。

（2）加血液标本：全血标本充分混匀后，用微量吸管或加样枪吸取 20μl 加至转化液的底部。

（3）转化：用上清液清洗吸管或加样枪头 8~10 次，血液与转化液充分混匀后，静置 5min。

（4）测定吸光度：使用符合 WHO 标准的分光光度计（常规测定时带宽应小于 6 nm）在波长 540nm，光径（比色杯内径）1.000 cm，用 HiCN 转化液或蒸馏水调零，测定标本的吸光度

笔记

（A540）。

（5）计算：

$$Hb = A \times \frac{64\ 458}{44\ 000} \times 251 = A \times 367.7$$

Hb：血红蛋白浓度，单位为 g/L。

A：540 nm 处测定的标本吸光度。

64458：目前国际公认的血红蛋白平均相对分子质量。

44000：1965 年 ICSH 公布的血红蛋白毫摩尔吸光系数。

251：稀释倍数。

2. 参考液比色法　直接定量测定法的先决条件是分光光度计必须符合标准，在没有符合 WHO 标准的分光光度计的情况下，可用 HiCN 参考液绘制标准曲线间接查出 Hb（g/L），或求出换算常数（K）值，间接计算 Hb（g/L）。

（1）按直接定量法的步骤（1）～（4），测定标本的吸光度（A）。

（2）测定 HiCN 参考液的吸光度：将 HiCN 参考液倍比稀释为 50 g/L、100 g/L、150 g/L、200 g/L 四种血红蛋白浓度，在所用的分光光度计上相当 540nm 处分别测定各稀释度的吸光度。

（3）绘制标准曲线及查出待测标本的血红蛋白浓度：以 HiCN 参考液 Hb 浓度（g/L）为横坐标、吸光度测定值（A）为纵坐标，在坐标纸上绘制标准曲线。通过标准曲线查出待测标本的血红蛋白浓度 Hb（g/L）。

（4）或先求出换算常数 K 值，再计算血红蛋白浓度。

$$K = \frac{\sum Hb}{\sum A}$$

式中：分子为 HiCN 参考液血红蛋白浓度之和；分母为参考液吸光度测定值之和。

$$Hb\ (g/L) = K \times A$$

式中：K 值为换算常数；A 值为待测标本吸光度测定值。

【参考区间】 成年男性：120～160 g/L；成年女性：110～150 g/L；新生儿：170～200 g/L。

【注意事项】

1. 转化液　HiCN 转化液应以蒸馏水配制，pH 稳定在 7.0～7.4。配好的试剂用滤纸过滤后为淡黄色清亮液体，用蒸馏水调零，比色杯光径 1.000 cm，波长 540nm 处的吸光度应 <0.001。试剂应贮存在棕色密封的玻璃瓶中，不能分装于多个试管中且长时间敞开管口又不避光；也不能贮存在塑料瓶中，因 CN^- 会丢失，导致测定结果偏低。试剂置 4℃冰箱保存一般可用数月，如变绿、浑浊则不能使用；不能在 0℃以下保存，因结冰可引起高铁氰化钾还原失效。

2. 转化时间　HbCO 转化为 HiCN 的速度缓慢，有时可长达数小时，如延长转化时间或加大试剂中［$K_3Fe(CN)_6$］的用量，可望得到满意结果。

3. 分光光度计　若用分光光度计作精密度定量测定，分光光度计的波长和吸光度需要校正，带宽应小于 1 nm，比色杯光径 1.000 cm，允许误差为 0.5%，测定温度为 20℃～25℃。仪器的校正是质量保证的关键，分光光度计校正主要分为以下几个步骤。

（1）波长：将 100～150g/L 的 HiCN 参考液放在待检分光光度计中，从 500～580nm 分几个波段测定 HiCN 参考液的吸光度；如所测最大吸收峰在 540nm，表示分光光度计波长准确，否则应对仪器进行调试；实际工作中，如果仪器最大吸光度处的波长在 540nm ± 5nm 范围内，也可用此波长作为工作波长，仪器的测量结果也是准确的。

（2）杂光：HiCN 吸收光谱峰值在 540nm，波谷在 504nm。杂光的增加使 HiCN 在吸收峰处吸光度下降，而对峰谷处吸光度影响不大。设 Q 值为反映杂光水平的参数，$Q = A_{540nm}/A_{504nm}$，

笔记

合格的分光光度计 Q 值应为 1.59～1.63。杂光可使 HiCN 吸收光谱的 Q 值减低。

（3）比色杯：比色杯的厚度可用标准测量工具进行测量，其结果应准确到 0.001cm。

（4）灵敏度和线性：用 HiCN 参考液倍比稀释（应包括高、低病理浓度）后，在所用的分光光度计上波长 540nm 处分别测定各稀释度的吸光度，以参考液血红蛋白含量为横坐标、吸光度为纵坐标，绘制曲线。观察各点连线是否为直线，如有个别点不在直线上，作图时应使直线通过尽量多的点。将直线外点的实测吸光度与直线上理论吸光度比较，如两者之差在 5% 以内，则可认为仪器符合线性的要求。直线的最低点即为该仪器 HiCN 法的灵敏度；最低与最高点间的范围即为仪器 HiCN 法的测定线性范围。

4. 废液处理 氰化钾是剧毒物质，操作时应按剧毒品管理程序操作。测定后的废液不能与酸性溶液混合，因为氰化钾遇酸可产生剧毒的氢氰酸气体。比色测定后的废液集中于广口瓶中，先以水稀释废液（1∶1），再按每升上述废液加次氯酸钠溶液（安替福民）40ml，充分混匀后敞开容器，置室温 3 小时以上，待 CN^- 氧化成 CO_2 和 N_2 挥发后再排入下水道，以防止氰化钾污染环境。

5. 方法要求 若采用 HiCN 参考液比色法测定，参考液应作纯度检查，要求：① 波长 450～750nm 的吸收光谱曲线形态应符合文献所述，即波峰在 540nm，波谷在 504nm。② A_{540nm}/A_{504nm} 的吸光度比应为 1.59～1.63。③ 用 HiCN 试剂作空白，波长 710～800nm 处，比色杯光径 1.000cm 时，吸光度应小于 0.002。④应定期检查标准曲线和换算常数 K，并与所用的分光光度计相配。理论上，吸光度与血红蛋白浓度呈线性关系，故 HiCN 标准曲线应为从坐标原点出发的一条直线。

6. 干扰因素 白细胞过多或异常球蛋白增高的血液标本，转化液会出现浑浊。若因白细胞过多引起的浑浊，可离心后取上清液比色；若因球蛋白异常增高（如肝硬化者）引起的浑浊，可向转化液中加入少许固体氯化钠（约 0.25g）或碳酸钾（约 0.1g），混匀后可使溶液澄清。

二、十二烷基硫酸钠血红蛋白测定法

【目的】 掌握十二烷基硫酸钠血红蛋白（SDS－Hb）测定方法及其注意事项。

【原理】 十二烷基硫酸钠为一种阴离子表面活性剂，具有轻度氧化作用。除 SHb 外，血液中各种血红蛋白均可与低浓度的 SDS 作用，亚铁血红素被氧化成稳定的棕红色高铁血红素样复合物（SDS－Hb）。由于 SDS－Hb 的毫摩尔消光系数尚未确认，故不能根据标本吸光度直接计算结果；需用 HiCN 法及本法分别测定多份不同浓度抗凝血或溶血的血红蛋白浓度和吸光度，以此绘制标准曲线，间接计算血红蛋白浓度。

【材料】

1. 器材 同氰化高铁血红蛋白测定法。

2. 试剂

（1）60g/L 十二烷基硫酸钠的磷酸盐缓冲液（SDS 原液）：称取 60.0g 十二烷基硫酸钠溶解于 33.3mmol/L 磷酸盐缓冲液（pH 7.2）中，加 Triton X－100 70ml 于溶液中混匀，再加磷酸盐缓冲液至 1000ml，混匀。

（2）SDS 应用液：用蒸馏水将原液稀释 100 倍。

3. 标本 EDTA－K_2 抗凝静脉血或末梢血。

【操作】

1. 标准曲线制备 取 4 份不同浓度抗凝血分别用 HiCN 法及本法测定每份血液的血红蛋白浓度和吸光度，然后以 HiCN 法测得的血红蛋白浓度为横坐标，SDS 法测得的吸光度为纵坐标，绘制标准曲线。

笔记

2. 测定　取 SDS 应用液 5ml 置于试管中，加入全血 20μl 充分混匀。静置 5min 后在波长 540nm 处以应用液调零，测定其吸光度，查标准曲线即可得出血红蛋白浓度。

3. 结果报告　同 HiCN 测定法。

【参考区间】同氰化高铁血红蛋白测定法。

【注意事项】

（1）由于 SDS 的毫摩尔消光系数尚未确定，故仍须依赖 HiCN 法定值的溶血液制备工作曲线或校正仪器，间接得到 Hb 浓度。

（2）SDS 液可破坏白细胞，因此不能用同一管测定液同时测定血红蛋白和白细胞计数。

【实验讨论】

（1）2 种血红蛋白测定方法有何异同点？查阅资料，按方法学评价要求设计一实验并完成。

（2）影响血红蛋白测定的因素有哪些？应如何控制？

（3）HiCN 转化液在使用过程中应注意哪些问题？

（郑　沁）

实验十二　血细胞比容测定

一、微量法

【目的】掌握血细胞比容（hematocrit，Hct）的微量测定方法。

【原理】将定量的抗凝血液在一定的速度和时间离心后，血液中的各种不同成分互相分离，计算压实红细胞占全血的比值即为血细胞比容。

【材料】

1. 器材

（1）专用毛细管：用钠玻璃制成，长度为 75mm ±0.5mm；内径为 1.155 mm ±0.085mm；管壁厚度为 0.20mm，允许范围为 0.18 ~0.23mm。

（2）毛细管密封胶：应使用黏土样密封胶或符合要求的商品。

（3）专用高速离心机：离心半径应大于 8.0cm，能在 30 秒内加速到最大转速，在转动圆周边的 RCF 为 10000 ~15000g 时，转动 5min，转盘的温度不超过 45℃。

（4）专用读数尺（可用一般刻度尺代替）。

（5）试管、微量吸管、乳胶吸头、干脱脂棉。

2. 标本　EDTA 或肝素抗凝新鲜全血。

【操作】

1. 吸血　用虹吸法将血液充入专用毛细管中，至 2/3（50mm）处，避免气泡产生。如为外周血，管内预先涂布肝素抗凝剂。

2. 封口　把毛细管未吸血的一端垂直插入密封胶，封口。密封胶柱应为 4 ~6mm。

3. 离心　把毛细管（封端向外）放入专用高速离心机，以 RCF 12500g 离心 5min。

4. 读数　取出离心后的毛细管置于专用读数板的凹槽中，移动滑尺刻度至还原红细胞层表层，读出相对应的数值；或用刻度尺分别测量红细胞层和全血层长度，计算其比值，即为血细胞比容。

笔记

【参考区间】成年男性：0.40～0.50；成年女性：0.37～0.48；新生儿：0.47～0.67。

【注意事项】

1. 器材 所用器具均应保持清洁干燥。

2. 抗凝剂 抗凝剂的量要准确并与血液充分混匀。特别应防止血液稀释、凝固。

3. 标本 待检者空腹采集静脉血，不能有凝块、溶血或气泡，采血后应在3小时内完成实验，如放置于4℃冷藏，可延长至6小时测定完毕。

4. 离心 离心速度直接影响Hct。相对离心力RCF以10000～15000g为宜，当读出的Hct>0.5时，应再离心5min。放置毛细管的沟槽平坦，胶垫富有弹性，防止离心时血液漏出；一旦发生漏血，应清洁离心盘后重新测定。

5. 读数

（1）离心后血液分为5层，自上而下分别为血浆层、血小板层、白细胞层和有核红细胞层、还原红细胞层（紫黑红色）、氧合红细胞层（鲜红色）。读数以还原红细胞层表面为准。

（2）红细胞异常时（如小红细胞、大红细胞、椭圆形红细胞或镰形红细胞）因变形性减低使血浆残留量增加，结果假性增高；而体外溶血和自身凝集会使结果假性降低。

（3）由于本法采用高速离心，红细胞间残存的血浆量较少，因而结果较温氏法低（平均低0.01～0.02）。

（4）同一标本的两次测量结果之差不可大于0.015。

二、温氏法

【目的】掌握血细胞比容温氏测定方法的原理及操作。

【原理】同微量法。

【材料】

1. 器材

（1）温氏管：平底厚壁玻璃管，长110mm，内径3mm（内径不均匀性误差<0.05mm），管上刻有0～100mm刻度，分度值为1mm，其读数一侧由下而上，供测血细胞比容用，另一侧由上而下，供红细胞沉降率测定用。

（2）细长毛细滴管、乳胶吸头。

（3）水平式离心机：RCF应在2 264g以上。

2. 标本 EDTA或肝素抗凝新鲜全血。

【操作】

1. 标本加注 用细长的毛细滴管吸取混匀的抗凝血，插入温氏管底部，然后将血液缓慢注入至刻度“10”处，并用小橡皮塞塞紧管口。

2. 离心 将加好标本的温氏管置于离心机，以相对离心力RCF为2264g离心30min，读取压实红细胞层柱高的毫米数，然后再以同样速度离心10min，至红细胞层高度不再下降为止。

3. 读数 以还原红细胞层表面为准，读取红细胞层柱高的毫米数，乘以0.01，即为血细胞比容值。

【参考区间】同微量法。

【注意事项】

1. 抗凝剂用量 将3.5mg的EDTA－K_2或0.2mg的肝素钠装于小试管内烘干，可抗凝2ml血液。应严格控制加入量，抗凝剂用量过大可使红细胞皱缩。

2. 采血 以空腹采血为好，采血应顺利。因静脉压迫时间过长（超过2min）会引起血液淤积与浓缩，所以当针刺入血管后应立即除去止血带再抽血，以防Hct增加。

笔记

3. 加标本　抗凝血在注入温氏管前应反复轻微振荡，使 Hb 与氧充分接触，注入温氏管时要避免产生气泡。

4. 离心　要求 RCF 为 2264 g，离心 30min。相对离心力（RCF）（g）$=1.118\times10^{-5}\times$有效离心半径（cm）×每 min 转速^2。有效离心半径是指从离心机的轴心至红细胞层中点的距离（cm）。即若有效离心半径为 22.5cm，应以 3000r/min 的速度离心。如有效离心半径不足或转速不足均可使相对离心力降低，必须适当延长离心时间或提高离心速度加以纠正。本法离心力不足以完全排除红细胞之间的残留血浆（约残留 2%～3%），且用血量大，已逐渐被微量法取代。

5. 报告结果　上层血浆如有黄疸及溶血现象应予注明，供临床医师参考。

【实验讨论】

（1）影响血细胞比容测定的因素有哪些？如何进行质量控制？

（2）对微量法和温氏法血细胞比容测定进行方法学评价。

（3）相对离心力和离心机转速之间如何换算？

实验十三　红细胞沉降率测定

一、魏氏法

【目的】掌握用魏氏法测定红细胞沉降率（ESR）的原理及操作方法。

【原理】将一定量的枸橼酸钠抗凝全血置于特制血沉管中，直立于血沉架上。由于红细胞比重大于血浆，在离体抗凝血中能克服血浆阻力而下沉。1 小时后读取上层血浆高度的毫米数值，即为红细胞沉降率。

【材料】

1. 器材　血沉架、0.5 ml 吸管、洗耳球、试管、试管架、Westergren 血沉管。Westergren 血沉管：为全长（300±1.5）mm 两端相通，表面有规范的 200mm 刻度的无色、平头、正圆柱形玻璃或塑料制品，管内径 2.55mm，管内均匀误差小于 5%，横轴与竖轴差 <0.1mm，外径（5.5±0.5）mm，管壁刻度 200mm，误差 ±0.35mm，最小分度值 1mm，误差为 <0.2mm。

2. 试剂　0.109 mol/L 枸橼酸钠溶液：枸橼酸钠（$Na_3C_6H_5O_7\cdot 2H_2O$）32.0 g，溶于 1000 ml 蒸馏水中。

3. 标本　枸橼酸钠抗凝静脉血。

【操作】

1. 加抗凝剂　取浓度为 0.109 mol/L 的枸橼酸钠溶液 0.4ml 加入试管中。

2. 采血　采静脉血 1.6ml，加入含抗凝剂的试管中，混匀。若使用枸橼酸钠抗凝的真空采血管时，则直接采血至 2ml 刻度处并混匀即可。

3. 吸血　混匀全血吸入血沉管内至刻度“0”处，拭去管外余血。

4. 立血沉管　将血沉管直立于血沉架上。

5. 读数　室温静置 1 小时后，准确读取红细胞下沉后露出的血浆段高度，即为红细胞沉降率。

【参考区间】男性 0～15mm/h，女性 0～20mm/h。

【注意事项】

1. 器材　魏氏血沉管应符合 ICSH 规定标准，血沉管、注射器、试管均应保持清洁干燥，以免溶血。

2. 抗凝剂 应使用分析纯（AR）枸橼酸钠（$Na_3C_6H_5O_7 \cdot 2H_2O$）抗凝剂，配制时浓度应准确，抗凝剂与血液比例为1:4，配成后液体不混浊、无沉淀，4℃保存可用1周。

3. 标本 待检者空腹采集静脉血，不能有凝块、溶血或气泡，采血后应在3小时内完成实验，如放置于4℃冷藏，可延长至6小时测定完毕。

4. 操作

（1）血沉管应严格垂直放置（90°±1°），防止血液外漏或形成气溶胶影响测定结果。如果血沉管倾斜，红细胞将沿一侧管壁下沉，血浆则沿另一侧管壁上升，因此红细胞下降时受到的阻力减少，沉降速度可大大加快（血沉管倾斜3°时，沉降率可增加30%）。

（2）血沉架应放置平稳，不移动，不摇动，不振动，避免阳光直射。

5. 读数

（1）测定温度：测定室温要求为18℃～25℃，且稳定在±1℃。室温过高时，血沉加快，应查血沉温度校正表进行温度校正后报告结果。例：某受检者在室温31℃时，测得血沉为41mm/h，经查表（图1－7）校正后其血沉值应为26 mm/h。室温过低时血沉减慢，无法校正。

（2）测定时间：严格控制在（60±1）min。红细胞沉降率在1小时沉降过程中并不是均衡等速度的沉降，因此绝不能只观察30min沉降率，将结果乘以2作为1小时血沉结果。

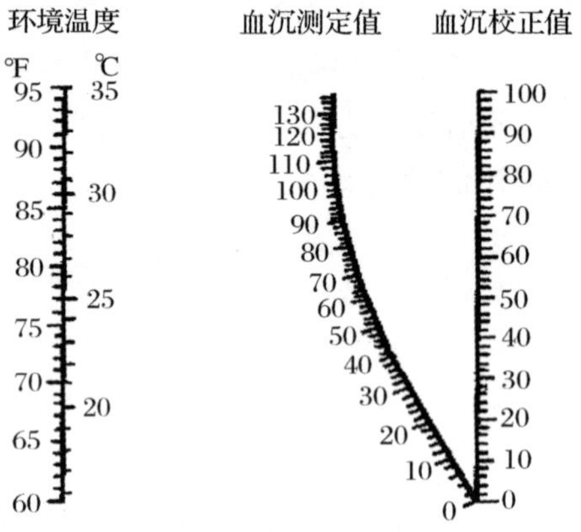

图1－7 血沉温度校正表

二、自动血沉仪法

【原理】采用红外线探测技术或其他光电技术定时扫描红细胞与血浆界面位置，数据结果经计算机处理后得出，可记录血沉全过程。

【材料】

1. 器材 自动血沉仪、一次性专用血沉管（与血沉仪配套使用）、一次性无菌采血针或注射器、试管。

2. 试剂 0.109mol/L 枸橼酸钠溶液或EDTA钾盐或钠盐。

3. 标本 同魏氏法。

【操作】按仪器操作规程操作。

【参考区间】同魏氏法。

【注意事项】

（1）血液标本不能有凝块。

（2）血液标本采集后4小时内完成测定。

（3）血沉测定应在室温下进行。

【实验讨论】

（1）影响血沉测定的因素有哪些？在实验中如何进行控制？

（2）血沉测定的临床意义有哪些？

笔记

实验十四　血细胞分析仪的使用及结果分析

一、三分群血细胞分析仪的使用及结果分析

【目的】 掌握三分群血细胞分析仪的原理、操作方法、结果分析、注意事项及参数的临床应用。

【原理】 以电阻抗型仪器为例。

1. 细胞计数　悬浮在电解质溶液中的血细胞具有相对非导电的特性，当血细胞通过计数小孔时，引起恒流电路上的电阻突然增大，产生电压脉冲信号。脉冲信号的强弱反映细胞体积的大小，脉冲信号的多少反映细胞的数量。这些脉冲信号经过放大、甄别、整形、阈值调节、计数及自动补偿装置系统，完成对血细胞的计数和体积测定。这就是电阻抗原理，即库尔特原理。

2. 血红蛋白（Hb）测定　被稀释的血液中加入溶血转化液后释放出 Hb，Hb 与溶血剂中的某些成分结合形成血红蛋白衍生物，在特定的波长（一般在 530 ~ 550 nm）下进行比色，吸光度的变化与稀释液中 Hb 含量成正比，通过计算得出全血中血红蛋白浓度。其中十二烷基硫酸钠 - Hb（SDS - Hb）法测定 Hb，试剂无毒性，且 SDS - Hb 与 HiCN 吸收光谱相似，能满足实验的精确性、准确性要求。

3. 白细胞分群　标本中加入特定的溶血剂，使红细胞溶血，同时使白细胞膜表面产生小孔，细胞失水而皱缩，皱缩后的细胞大小是细胞核与胞质中颗粒成分及细胞膜的总和，并使各种类型的白细胞之间的体积差异增大，便于各种白细胞的分群。血细胞分析仪根据改造后细胞体积的大小，将范围为 35 ~ 450 fl 的白细胞分成大、中、小三个群体，并显示其白细胞直方图。根据各群面积占总体面积的比例，计算出白细胞各群的百分率和绝对值。

【材料】

1. 器材　三分群血细胞分析仪、静脉采血器材等。

2. 试剂　血细胞分析仪配套的试剂及全血质控物。

3. 标本　EDTA 抗凝新鲜全血。

【操作】

1. 标本采集

（1）抗凝静脉血：EDTA - K_2抗凝静脉血适合各类血细胞分析仪。

（2）外周血：适合预稀释半自动血细胞分析仪或婴幼儿采血，将一定量的血液加入定量稀释液的测量杯中，严格掌握溶血剂用量及溶血时间，尽快测定分析。同时制备 1 张外周血涂片备用。

2. 仪器准备　开机前检查电源连接、废液瓶等装置连接、试剂等，启动 UPS 电源开关，再启动血细胞分析仪开关，仪器完成自检程序，仪器自检通过时，空白计数应该达到仪器的要求。

3. 质控物检测　使用仪器配套的高、中、低值全血质控物测试仪器，其结果应在质控物所标示靶值的 ± 2SD 之内。质控物测定结果要记录于专用登记本上。如果仪器有质控功能，根据操作的菜单提示在质控子菜单下测定质控物，结果将自动记录于质控文件内，并绘出质控图。

4. 标本检测　充分混匀血液标本或预稀释样品，按进样键，仪器吸样后自动完成各项测试，屏幕显示并打印出各项参数、直方图和报警（符号或文字）。

笔记

5. 结果报告

（1）参数：①白细胞参数包括 WBC 总数、大、中、小三群细胞的百分比和绝对值。②红细胞参数包括红细胞、血红蛋白的各类定量参数。③血小板参数包括数量、体积等。

（2）直方图：RBC、WBC 和 PLT 直方图。

（3）报警：如果标本有异常，包括数量、分类以及仪器故障，仪器出现相应符号或“flag”提示，参阅每台仪器的说明书。

（4）报告：根据各项参数的检测结果、细胞直方图、报警提示信息与临床诊断等，综合分析是否可以直接发出检验报告，或必须经过显微镜计数和涂片复查后才能发出。

6. 关机 标本检测结束后，进行仪器清洁保养，按照正常关机程序关机。

【注意事项】

1. 仪器的检测环境要求 血细胞分析仪属高精度设备，室内温度应保持在 18 ~ 25℃，相对湿度应 <80%。防止电磁波干扰，不能使用磁饱和稳压器，仪器应有良好的接地装置。

2. 试剂要求 稀释液、溶血液 最好使用与仪器型号对应的原装试剂，兼容试剂使用前要进行比对试验，所有试剂要在有效期内使用。抗凝剂使用 ICSH 推荐的 $EDTA-K_2$，终浓度为 1.5 ~ 2.2mg/ml 血。不能使用肝素抗凝，因肝素影响白细胞和血小板的测定。

3. 标本要求 采血应该顺利，抗凝迅速而且完全，标本中不能有小凝块和纤维蛋白丝。特别是末梢血液标本，血液的采集和稀释过程是影响数据准确性的重要因素。特殊标本处理：EDTA 依赖性假性血小板减少症的标本可选用枸橼酸盐抗凝剂抗凝；有冷凝集现象的标本，可放置于 37 ℃水浴 30min，立即混匀后上机检测。标本应于 4 小时内在血细胞分析仪上测试完毕，其间血液标本置于室温，不宜在冰箱保存，因为低温会使血小板计数值降低。

4. 检测要求 严格按照仪器标准操作程序（SOP）进行标本检测。

5. 仪器要求 要熟悉仪器性能，严格按照操作手册进行操作和维护、保养。新安装的或维修过的旧仪器一定要进行校准和性能评价后才可用于临床标本分析。

6. 质量控制要求 开展室内质量控制，定期参加室间质量评价或实验室间能力比对试验。室内质量控制频度至少每天 1 次，标本量大的实验室可依一定标本量增加质控次数。否则，一旦血细胞分析仪出现问题将可能造成整批标本结果错误。

7. 结果报告要求 建立规范化的危急值报告制度，实验室根据临床情况对“白细胞、血小板和血红蛋白”3 个危急值项目设立危急界限。当实验结果达到危急界限时，在确保仪器正常、质控在控、标本合格等前提下，立即向临床报告并做好记录。

8. 结果分析 结合临床其他资料，认真分析检验结果。

二、五分类血细胞分析仪的使用及结果分析

【目的】掌握五分类血细胞分析仪的原理、熟悉其操作方法、结果分析及参数的临床应用。

【原理】

1. 细胞计数及体积测定 同三分群血细胞分析仪。

2. 血红蛋白测定 同三分群血细胞分析仪。

3. 白细胞五分类计数 不同型号的仪器所采用的技术也不尽相同，如多角度激光散射法、容量电导光散射（VCS）分类法、阻抗和射频法、多角度偏振光散射分类法（MAPSS）、光散射与细胞化学联合分类法等。

4. 网织红细胞计数与分类 荧光染料（如吖啶橙、哌若宁 - Y、噻唑橙、碱性槐黄 O）能与网织红细胞内 RNA 结合，单个细胞流通过特定波长的检测激光束时发出荧光，根据发出荧光细胞的数量可精确测定网织红细胞占成熟红细胞的百分率（Retic%）。用激发的荧光强度

（反映细胞内 RNA 的含量）和前向散射光强度（反映细胞大小）分别作为 X 轴和 Y 轴两个变量描记二维坐标散点图，由此坐标区分出标本中 PLT、RBC 和 Retic 的区域。根据荧光强度可将网织红细胞分成低荧光强度网织红细胞（LFR）、中荧光强度网织红细胞（MFR）和高荧光强度网织红细胞（HFR）三类。

【材料】

1. 器材　全自动五分类血细胞分析仪、静脉采血器材等。

2. 试剂　仪器配套的试剂及全血质控物。

3. 标本　EDTA－K_2抗凝新鲜全血。

【操作】开机准备、质控品测定、标本测定与三分群血细胞分析仪操作基本相同，五分类血细胞分析仪的报告内容更加详实丰富，白细胞分类图形为更直观的散点图，有些仪器还能显示网织红细胞参数和分类图形。

【注意事项】

1. 结果分析

（1）白细胞：①五分类血细胞分析仪的检测结果也只是一种过筛手段，不能取代显微镜分类。应根据 Berend Houwen 等血液检验专家提出的显微镜复检的 41 条建议性标准，结合自身情况修订并执行。②不同型号血细胞分析仪所采用的原理、试剂、测试细胞的组合方式均不一致，所绘出的散点图也有差别，与直方图相比，散点图更为明确地提示某类细胞的比例变化或有无异常细胞出现，进而在显微镜检查中投入较多精力注意这些变化，或在体检人群中筛选是否需要进一步做血涂片检查。

（2）红细胞：①直方图同三分群仪器。②网织红细胞：血细胞分析仪根据荧光强度，更加细致地将网织红细胞分为 LFR、MFR、HFR 三部分，越早期的网织红细胞显示荧光越强，完全成熟红细胞没有荧光。

（3）血小板：直方图同三分群仪器。

2. 其他　同三分群血细胞分析仪。

【实验讨论】

（1）三分群、五分类血细胞分析仪的白细胞分类有哪些异同点？

（2）血细胞分析仪的结果分析的临床意义？

实验十五　血细胞分析仪校准、性能评价和比对

一、血细胞分析仪的校准

【目的】掌握血细胞分析仪校准的方法。

【原理】在血细胞分析仪精密度良好的前提下，根据仪器分析偏差的允许范围，用定值新鲜全血或国家认证的与相应血细胞分析仪配套的商品全血校准物对血细胞分析仪的主要项目（RBC、Hb、Hct 或 MCV、WBC、PLT）进行校准。

【材料】

1. 器材　血细胞分析仪等。

2. 试剂

（1）仪器配套的稀释液、溶血剂、清洗液等。

（2）校准品：血细胞分析仪同一批号的配套校准品 2 瓶。

笔记

【操作】

1. 仪器准备 使用清洗液对仪器内部各通道及测试室处理30min，并且确认仪器的背景计数、精密度等在仪器说明书规定的允许范围内，才能进行校准。

2. 校准品准备 ①将配套校准品从2℃～8℃冰箱取出后，在18℃～25℃室温条件下放置15～30min，使其温度恢复至室温。②检查配套校准品是否超过有效期，是否有变质或污染。③轻轻地将校准品反复颠倒混匀，并水平放于两手掌间慢慢搓动，充分混匀校准品，不可使用涡漩式振荡器。④打开瓶塞时，使用纱布或软纸吸收溅出的血液。⑤将2瓶校准品混合在一起以降低瓶间差，混匀后再分装于2瓶内。

3. 校准品检测 ①取1瓶校准品，连续检测11次，去除第1次检测结果，以防止携带污染。②仪器若无自动校准功能，则手工记录第2～11次的各项检测结果，计算出均值，均值小数点位数比日常报告结果多一位；有自动校准功能的仪器可直接得出均值。

4. 判别仪器是否需要校准 ①计算各参数的均值与靶值的相对偏差，并与表1－6中的判别标准进行比较。②若各参数相对偏差全部不超过表1－6中的第一列数值时，仪器可以不需要进行校准，记录检测数据即可；若各参数相对偏差超过表1－6中的第二列数值时，需要请维修人员核查原因并进行处理；若各参数相对偏差在表1－6中第一列与第二列数值之间时，需要对仪器进行校准，校准方法按照说明书的要求进行。若仪器无自动校准功能，则计算出新校准系数，将新校准系数输入仪器代替原校准系数。

表1－6 血细胞分析仪校准的判别标准

参数	相对偏差（%）	
	第一列	第二列
WBC	1.5	10
RBC	1.0	10
Hb	1.0	10
Hct	2.0	10
MCV	1.0	10
PLT	3.0	15
MPV	5.0	20

例如配套校准品在某血细胞分析仪上进行测定，第2～11次测定数据和计算结果见表1－7。

表1－7 某血细胞分析仪校准的测定数据和计算结果

测定次数	WBC（$\times10^9$/L）	RBC（$\times10^{12}$/L）	Hb（g/L）	MCV（fl）	PLT（$\times10^9$/L）	MPV（fl）
2	9.26	4.204	127.5	85.35	209.2	8.87
3	9.37	4.201	127.1	84.89	207.1	8.91
4	9.38	4.198	127.6	85.33	216.3	8.88
5	9.26	4.202	127.1	85.45	218.2	8.87
6	9.30	4.220	127.4	84.97	215.4	8.95
7	9.40	4.206	127.0	85.61	213.8	8.89
8	9.30	4.211	126.9	85.96	213.8	8.94
9	9.34	4.224	126.8	85.30	219.4	8.97
10	9.34	4.223	127.4	85.47	216.6	8.90

笔记

续表

测定次数	WBC (×10^9/L)	RBC (×10^{12}/L)	Hb (g/L)	MCV (fl)	PLT (×10^9/L)	MPV (fl)
11	9.24	4.230	127.1	85.45	210.9	8.93
均值（$\bar{x}$）	9.32	4.212	127.2	85.38	214.1	8.91
标准差（S）	0.056	0.011	0.300	0.303	3.96	0.035
变异系数（%）	0.601	0.261	0.236	0.355	1.850	0.393
校准品靶值	8.9	4.17	129	89.3	201	9.7
相对偏差（%）	+4.72	+1.01	−1.40	−4.39	+6.52	−8.14
原校准系数	1.239	1.140	1.228	0.935	1.014	1.013
新校准系数	1.183	1.129	1.245	0.978	0.952	1.103

注：① 相对偏差（%）=［（均值－校准品靶值）÷校准品靶值］×100%。② 新校准系数＝原校准系数×（校准品靶值÷均值）。

5. 验证校准结果　将第2管未用的校准品充分混匀，在已校准的仪器上重复检测11次，去除第1次结果，计算第2～11次检测结果的均值、相对偏差等。如各参数的相对偏差全部不超过表1－6中第一列数值，为校准合格，否则应该请维修人员进行仪器检修，然后重新校准。上述某血细胞分析仪校准的验证结果见表1－8。

表1－8　某血细胞分析仪校准的验证结果

测定次数	WBC (×10^9/L)	RBC (×10^{12}/L)	Hb (g/L)	MCV (fl)	PLT (×10^9/L)	MPV (fl)
2	8.96	4.180	128.8	89.30	200.5	9.67
3	8.97	4.182	129.0	89.29	202.4	9.63
4	8.91	4.188	128.7	89.33	202.6	9.78
5	8.91	4.179	128.7	89.35	203.7	9.77
6	8.89	4.180	128.9	89.27	203.0	9.70
7	8.88	4.169	128.9	89.31	203.2	9.80
8	8.95	4.169	129.1	89.28	200.8	9.78
9	8.99	4.171	129.1	89.30	200.5	9.87
10	9.00	4.172	129.0	89.27	200.5	9.80
11	9.00	4.171	129.0	89.25	200.9	9.73
均值（$\bar{x}$）	8.95	4.176	128.9	89.30	201.8	9.75
标准差（S）	0.046	0.007	0.100	0.030	1.29	0.071
变异系数（%）	0.514	0.168	0.078	0.034	0.639	0.728
校准品靶值	8.9	4.17	129	89.3	201	9.7
新偏差（%）	+0.56	+0.14	−0.08	0.00	+0.40	+0.52
原偏差（%）	+4.72	+1.01	−1.40	−4.39	+6.52	−8.14

【注意事项】

（1）校准系数校准的范围最多不能超过以下界限：WBC ±5.0%、RBC ±2.0%、Hb ±2.0%、MCV ±2.25%、PLT ±9.0%、MPV ±2.0%，如果计算求得的新校准系数过大或过小可能是仪器某些部件存在故障，应该查清原因，并重新校准。

（2）血细胞分析仪进行校准后，必须开展室内质量控制以监测仪器的检测结果是否发生漂移。

（3）为了保证检测结果的准确性，在以下几种情况下需要对仪器进行校准：①血细胞分析

笔记

仪在投入使用前。②更换部件进行维修后。③可能对检测结果的准确性有影响时。④排除仪器故障和试剂的影响因素后，其室内质量控制显示仪器的检测结果有漂移时。另外，对于开展日常检测的仪器，应该定期校准（如半年校准 1 次）。

（4）对于无配套校准品的血细胞分析仪，必须使用定值新鲜血作为校准品；并且对新鲜血的定值及仪器的校准要求在 8 小时内（温度条件为 18～25 ℃）完成；其校准步骤与使用配套校准品的校准步骤相同。

二、血细胞分析仪的性能评价

【目的】 熟悉血细胞分析仪的性能评价指标及其评价方法。

【原理】 使用国际血液学标准化委员会（ICSH）推荐的方法对血细胞分析仪的性能进行评价。

【材料】

1. 器材　血细胞分析仪等。

2. 试剂　仪器配套的稀释液、溶血剂、清洗液等。

3. 标本　EDTA－K_2抗凝新鲜全血。

【评价】

1. 稀释效应　稀释效应是评价血细胞分析仪的测定值与稀释倍数是否成线性关系，借此试验可求出仪器的最佳线性范围。测定值与稀释倍数之间的线性范围应该包括正常及常见的病理范围。血细胞分析仪说明书对仪器的线性范围作了详细的说明，越高档的仪器其线性范围越宽。评价方法：取一份高值血细胞的 EDTA－K_2抗凝新鲜全血，3000 r/min 离心 30min 除去部分血浆，使 WBC、RBC、Hb、Hct 和 PLT 达到一个较高值（例如它们分别是 88.0×10^9/L、7.8×10^{12}/L、250g/L、0.66 和 1000×10^9/L）。以此标本为100%，再用同源乏血小板血浆或稀释液将该标本按 90%、80%、70%、60%、50%、40%、30%、20%、10% 和 0% 进行稀释，然后从低浓度到高浓度顺序测定不同稀释度的标本，每份标本重复测定 2 次或 3 次取均值为实测值，并与经计算所得各稀释度的理论值相比较，观察覆盖浓度范围的结果是否一致（相对偏差不超过仪器规定的允许偏差，即可认为结果一致）。例如，WBC 88.0×10^9/L 为血液浓度 100% 标本的稀释效应测定结果见表 1－9。最后，通过统计学方法统计 WBC 各稀释度的实测值与理论值之间的相关性，得到其相关系数与回归方程（$r^2=0.9999$，$y=1.011x+0.133$）。

表 1－9　某血细胞分析仪白细胞计数稀释效应的测定结果

浓度（%）	第 1 次结果（$\times10^9$/L）	第 2 次结果（$\times10^9$/L）	实测值（$\times10^9$/L）	理论值（$\times10^9$/L）	绝对偏差（$\times10^9$/L）	相对偏差（%）	允许偏差（%）
100	88.46	88.54	88.50	88.00	0.500	0.568	±5
90	80.02	80.20	80.11	79.20	0.911	1.150	±5
80	70.59	71.26	70.93	70.40	0.527	0.749	±5
70	63.27	62.92	63.09	61.60	1.493	2.424	±5
60	53.21	54.79	54.00	52.80	1.199	2.271	±5
50	45.19	44.63	44.91	44.00	0.910	2.068	±5
40	35.76	36.33	36.05	35.20	0.846	2.403	±5
30	26.18	27.56	26.87	26.40	0.472	1.788	±5
20	17.56	18.03	17.79	17.60	0.193	1.097	±5
10	8.29	8.78	8.53	8.80	－0.266	－3.023	±5
0	0.00	0.00	0.00	0.00	0.000	0.000	±5
0	0.00	0.00	0.00	0.00	0.000	0.000	±5

笔记

2. 精密度　分批内精密度、批间精密度。理论上，批内与批间精密度研究范围应该覆盖整个病理范围，因此，应该选择低、中、高值不同浓度的标本。评价方法：选择低、中、高值标本各 10 份，按照常规方法测定，每份标本重复 3 次，将标本放置室温 2 小时后，重复上述测定。将所得结果进行统计学处理，即可得到低、中、高值不同浓度下的批内与批间重复试验 CV。

批内和批间精密度评价使用双因素方差分析，计算公式如下：

$$\text{重复试验}\ SSQ = \sum(\text{各测定值})^2 - \frac{\sum(\text{小计})^2}{n}$$

$$\text{批间}\ SSQ = \frac{\sum(\text{纵列之和})^2}{u \times n} - \frac{(\text{全部总和})^2}{u \times v \times n}$$

$$\text{批间试验}\ MSQ = \frac{\text{批间}\ SSQ}{v-1}$$

$$\text{批内重复试验}\ CV\% = \frac{\sqrt{\text{重复试验}\ MSQ}}{\text{均值}} \times 100\%$$

$$\text{批间重复试验}\ CV\% = \frac{\sqrt{\dfrac{\text{批间}\ MSQ + (u \times n - 1) \times \text{重复试验}\ MSQ}{u \times n}}}{\text{均值}} \times 100\%$$

公式中，u：标本数，v：批数，n：重复次数，SSQ：平方和，MSQ：均数平方，CV：变异系数。

3. 总重复性（总精密度）　用以评价血细胞分析仪总精密度的优劣，它包含随机误差和携带污染双重变异因素，受批内精密度、仪器校准、仪器漂移和携带污染等影响。评价方法：选择 20 份包括正常范围标本和整个病理范围内的低、高值标本（正常、异常标本各 10 份），随机排列进行测定，该批标本室温放置 2 小时、4 小时后再分别重复测定。测定数据根据下列公式计算得出各评价参数的总 CV。

总精密度（总重复性）评价使用单因素方差分析，计算公式如下：

$$\text{重复试验}\ SSQ = \sum(\text{各测定值})^2 - \frac{\sum(\text{小计})^2}{n} \quad \text{重复试验}\ CV = \frac{\sqrt{\dfrac{\text{重复试验}\ SSQ}{u \times (n-1)}}}{\text{均值}} \times 100\%$$

4. 携带污染　携带污染主要是指高浓度标本对连续检测的低浓度标本所产生的影响。评价方法：待仪器稳定后，选取 1 份高值标本，连续测定 3 次（H_1、H_2、H_3），随后立即选取 1 份低值标本连续测定 3 次（L_1、L_2、L_3），用公式计算携带污染率，携带污染率 = $|L_1 - L_3| / |H_3 - L_3| \times 100\%$。携带污染率越低，仪器此项性能越好，一般不得大于 3%。

5. 可比性　指血细胞分析仪和常规方法所测结果的一致性。评价时随机选择 20 份以上的高至低值标本，如果比较（配对 t 检验）后无差别，即认为仪器法与常规方法有可比性。

6. 准确性　指测定结果与真值一致，真值必须是使用决定方法或参考方法测定所得到的结果。用待评价仪器测定一定数量的随机标本，将其结果与参考方法的测定结果进行比较，然后用配对 t 检验进行统计学处理。具体方法与评价可比性的方法相同。

7. 抗干扰性　对异常标本或已知干扰物质的标本进行研究，分析干扰物质对仪器检测参数的影响。主要对高胆红素与高血脂的标本进行干扰试验：使用待评价仪器测定含高胆红素（如 BIL > 150μmol/L）及高血脂（如 TG > 8mmol/L）标本，观察其对检测参数（WBC、RBC、Hb 和 PLT）有无干扰，即统计分析各检测参数之间的差异程度。

8. 标本变化　指静脉标本采集后，观察随时间增加测定结果的变化情况。评价方法：采集 10 份标本，其中 5 份为正常标本，5 份异常标本。标本分别贮存在室温（18～25℃）和 4℃

笔记

（或增加 30～35℃高温），并在 0、30min、1 小时、2 小时、3 小时、4 小时、5 小时、6 小时、12 小时、24 小时、48 小时和 72 小时共计 12 个时间点进行测试。以百分率或绝对值与时间作图，观察被检测参数的变化。

9. 白细胞分类计数的性能评价 1992 年 NCCLS 发布 NCCLS－H20 文件“白细胞分类计数（百分率）参考方法和仪器方法评价”，文件建议使用不精密度和偏倚的白细胞分类计数参考方法，评价血细胞分析仪的白细胞分类计数性能（灵敏度和特异性），其分类计数的评价内容见表 1－10。

表 1－10 白细胞分类计数评价内容

项目	内容
计数方法	每张血涂片应该计数 200 个白细胞，如白细胞减少，应该同时增加血片数量
血片检查限定量	检验人员每天按每张涂片分类计数 200 个细胞计，不超过 15～25 张涂片
考核用血片标本	①标本 1：含分叶核中性粒细胞、杆状核中性粒细胞、正常淋巴细胞、异型淋巴细胞、单核细胞、嗜酸粒细胞、嗜碱粒细胞
	②标本 2：含少量有核红细胞
	③标本 3：含少量未成熟白细胞
评价方案	标本制备、比较分类计数不准确度和不精密度、临床灵敏度、统计学方法

【注意事项】

（1）评价稀释效应时，需要制备不同浓度的血细胞悬液。在稀释过程中操作应该十分仔细，所用的刻度吸管应经过严格的校准，稀释用血浆保证无其他细胞成分。

（2）评价精密度时，低、中、高值标本必须分开进行测定，避免携带污染等因素的影响。

（3）评价可比性时，以仪器测定结果为纵坐标，常规方法测定结果为横坐标，在 Excel 上作图并进行统计分析更简便。有时当 2 种方法存在偏差时，相关系数仍可能较好，因此，配对 t 检验比线性回归分析更能显示出血细胞分析仪和常规方法之间存在的差别。

（4）血细胞分析仪性能评价指标的结果，例如稀释效应的相对偏差、精密度的 CV 等，应该在仪器说明书规定的允许范围内。

三、血细胞分析仪的比对

【目的】熟悉血细胞分析仪检测结果的比对试验方法。

【原理】1 台或 1 台以上血细胞分析仪为比对仪器与参考方法或参考仪器同时检测多份标本，以参考方法或参考仪器检测的结果为靶值，计算比对仪器分析参数的相对偏差，相对偏差不超过 CLIA′88 规定的总允许误差的 1/2 时，才能保证比对仪器测定结果的准确性与可比性。

【材料】

1. 器材 3 台血细胞分析仪（其中 1 台为参考仪器、2 台为比对仪器）、静脉采血器材等。

2. 试剂 3 台血细胞分析仪配套的稀释液、溶血剂、清洗液等。

3. 标本 5 份不同浓度水平的 EDTA－K_2抗凝新鲜全血（各 3.0 ml）。

【操作】

1. 确定标本靶值 参考仪器测定 5 份不同浓度水平的标本，重复测定 3 次，取均值为其靶值。

2. 比对仪器检测标本 甲、乙两台比对仪器分别测定上述 5 份不同浓度水平的标本，重复测定 3 次，取均值为其测定值。

3. 计算相对偏差 相对偏差（%）＝［（测定值－靶值）÷靶值］×100%。

例如某实验室甲、乙两台不同型号血细胞分析仪为比对仪器，其 WBC 检测结果比对试验的测定值及相对偏差见表1-11。

表1-11　某实验室甲、乙两台血细胞分析仪 WBC 检测结果的比对

标本	靶值（$\times 10^9$/L）	甲测定值（$\times 10^9$/L）	乙测定值（$\times 10^9$/L）	甲相对偏差（%）	乙相对偏差（%）
1	13.11	13.33	13.08	1.68	-0.23
2	7.21	7.15	7.25	-0.83	0.55
3	5.32	5.30	5.22	-0.38	-1.88
4	2.95	2.91	2.90	-1.36	-1.69
5	1.61	1.58	1.74	-1.86	8.07

4. 结果报告　某实验室甲、乙两台血细胞分析仪（比对仪器）与参考仪器的 WBC 检测结果具有可比性。

【注意事项】

（1）目前，尚缺乏国家或行业权威机构颁布的统一标准的血细胞分析仪比对试验方法。

（2）应该至少选择5份不同浓度水平的 EDTA-K_2抗凝新鲜全血进行比对，比对频度为每年至少1次。

（3）比对仪器分析参数相对偏差的判断标准为不超过 CLIA'88 规定的总允许误差的1/2，也有以不超过总允许误差的1/3为判断标准；CLIA'88 规定的血液检验项目 RBC、Hct、Hb、WBC、PLT 总允许误差分别为±6%、±6%、±7%、±15%、±25%。

（4）超过允许误差表明比对仪器检测结果与参考方法或参考仪器之间存在明显偏差，应该利用定值新鲜血作为校准品对比对仪器进行重新校准。

（5）比对试验关键是确定靶值，对于临床实验室，使用参考方法确定标本靶值难度较大，一般可由直接或间接地溯源至国际标准的参考实验室确定，也可由1台性能指标良好、室内质量控制与室间质量评价优良的仪器为参考仪器进行重复测定3次，取均值确定为其靶值。

（6）如果比对仪器某一标本的检测结果相对偏差超过判断标准，可重新测定该标本或以该比对仪器的平均相对偏差进行判断。例如表1-11中，乙台比对仪器检测5号标本，其 WBC 相对偏差为8.07%，超过判断标准7.5%，表明该结果存在明显偏差，可重新测定该标本，也可根据该比对仪器检测的5份标本的 WBC 平均相对偏差进行判断，其平均相对偏差不超过判断标准，说明乙台比对仪器检测5号标本的 WBC 偏差不是仪器因素引起，可能是标本等因素所致。

【实验讨论】

（1）血细胞分析仪校准、性能评价和比对的意义。

（2）实验室新购进了一台全自动血细胞分析仪，需要对仪器进行校准、性能评价和比对，任选一项进行小组讨论，并列出进行此项工作的计划和提纲。

（傅琼瑶）

实验十六　ABO 血型鉴定

一、盐水介质试管法

【目的】 掌握 ABO 血型盐水介质试管法的操作方法及结果判断。

笔记

【原理】在室温下，用已知IgM类ABO血型抗体（标准抗体）与待检者红细胞生理盐水悬液反应，根据红细胞是否出现凝集来鉴定待检红细胞膜上有无与血型抗体相对应的抗原（正定型）；同时用已知血型抗原的红细胞（标准红细胞）鉴定待检者血中的抗体（反定型），正反定型一致可确定待检者血型。

【材料】

1. 器材 小试管、试管架、记号笔、尖滴管、刻度吸管、洗耳球、离心机、显微镜。

2. 试剂 抗A、抗B抗体、2%～5%A型、B型及O型红细胞生理盐水悬液、生理盐水。

3. 标本 静脉血或末梢血。

【操作】

1. 正定型

（1）标本制备：将抗凝血1000g离心3～5min，取上层血浆于另一试管中备用。加大约2倍于红细胞体积的生理盐水，用尖滴管将红细胞与生理盐水充分混匀，900g离心3～5min，后弃去上清液，重复洗涤3次。配制成2%～5%红细胞生理盐水悬液。

（2）标记：取小试管2支，分别标记抗A、抗B。

（3）加抗体：分别悬空垂直滴加抗A、抗B抗体各1滴于相应标记的试管中。

（4）加待检红细胞生理盐水悬液：分别悬空垂直滴加待检者2%～5%红细胞生理盐水悬液1滴于各试管中，混匀。

（5）离心：1000g离心15秒。

（6）观察结果：取出试管，先观察上清液有无溶血，再观察有无凝集及凝集强度。

（7）结果判断：①红细胞凝集结果判断见表1－12。②血型鉴定结果判断见表1－12。

表1－12 血型鉴定红细胞凝集程度的判断

判断标准	凝集强度
红细胞凝集成结实大凝块，背景清晰透明，镜检无游离红细胞	＋＋＋＋
红细胞凝集成数个凝块，背景尚清晰，镜检可见极少游离红细胞	＋＋＋
红细胞凝块分散成许多中、小凝块，背景稍混浊，镜检可见到游离红细胞	＋＋
可见大颗粒，背景混浊，镜检较多凝集，有较多游离红细胞	＋
几乎无凝块或无数微小凝块，背景混浊；镜检可见大多数视野中有6～8个红细胞凝集在一起，有很多游离红细胞	±
镜下可见少数红细胞凝集，绝大多红细胞仍呈分散分布，凝集和散在红细胞混合	MF
轻摇试管，红细胞呈均匀悬液，镜检未见红细胞凝集，红细胞均匀分布	不凝集

MF：混合凝集外观

表1－13 ABO血型正反定型结果判定表

标准抗体＋待检者红细胞（正定型）		待检者血型	待检者血清（血浆）＋标准红细胞（反定型）		
抗A	抗B		Ac	Bc	Oc
＋	－	A	－	＋	－
－	＋	B	＋	－	－
－	－	O	＋	＋	－
＋	＋	AB	－	－	－

注："＋"为凝集或溶血，"－"为不凝集。

2. 反定型

（1）标记：取3支小试管，分别标记Ac、Bc和Oc。

（2）加血浆：于各管中分别加1滴待检者血浆。

（3）加红细胞生理盐水悬液：每管加入1滴和标记相对应血型的红细胞生理盐水悬液，轻轻混匀。

（4）离心：1000g离心15秒（或按试剂说明书要求）。

（5）观察结果：取出试管，先观察上清液有无溶血，再观察有无凝集及凝集强度。

（6）判断结果：红细胞凝集结果判断见表1－12。血型鉴定结果判断见表1－13。

【注意事项】

1. 标记　标记要准确、清楚。

2. 加标本和试剂　标本和试剂比例要适当，应先加血浆或血清，后加红细胞生理盐水悬液，以便核实是否漏加血浆或血清。

3. 反应温度　IgM抗A和抗B与相应红细胞反应的最适温度为4℃，但为了防止冷凝集的干扰，一般在室温（20℃～25℃）下进行试验，37℃可使反应减弱。

4. 离心　离心能促进抗原与抗体的接触和结合，提高反应灵敏度和缩短反应时间，但离心时间和速度应严格遵从操作规程，以防出现假阳性或假阴性。

5. 结果观察　①离心后至观察结果前不要摇动或震动试管。②观察时以白色为背景，先观察上层液有无溶血（溶血与凝集意义相同），再边观察边轻弹试管，仔细观察有无凝块。③观察时应注意红细胞呈特异性凝集与缗钱状排列的区别，弱凝集要用显微镜证实，凝集强弱程度判断有助于发现A、B亚型，类B抗原。

6. 结果报告与记录　①正、反定型结果一致时才能报告血型结果。②如正定型和反定型鉴定结果不一致，或与被检者原来血型结果不一致时应查找原因，并重新鉴定。③准确无误报告结果并做好记录。

7. 标本保存　标本置2～8℃保存7天，以备复查。

二、盐水介质玻片法

【目的】熟悉ABO血型正定型盐水介质玻片法的操作方法。

【材料】

1. 器材　载玻片、记号笔、蜡笔、试管、试管架、尖滴管、吸管、洗耳球、离心机、显微镜。

2. 试剂　抗A、抗B及抗AB抗体。

3. 标本　EDTA－K_2静脉抗凝血，或5%～10%待检红细胞生理盐水悬液。

【操作】

1. 标记　取洁净的玻片或白瓷板1块，用蜡笔划成方格，标明抗A、抗B、抗AB。

2. 加抗体　在玻片或白瓷板已标记的区域内分别滴加对应的抗A、抗B及抗AB抗体各1滴。

3. 加待检红细胞生理盐水悬液　在上述滴加抗体试剂的小格中分别加待检者5%～10%红细胞生理盐水悬液各1滴。

4. 混匀　不断轻轻摇动玻片或用玻棒搅拌，使红细胞与血清充分混匀，连续1～5min。

5. 结果观察　肉眼观察有无凝集反应。

6. 结果判断　血型结果判断见表1－13。

【注意事项】

（1）混匀要充分，摇动玻片时动作要轻，时间足够，室温太高时防止液体干涸。

笔记

（2）玻片法灵敏度比试管法低，凝集结果不明显时用显微镜检查或用试管法鉴定。

（3）其他同试管法 ABO 血型鉴定。

三、微柱凝胶介质血型卡法

【目的】 掌握微柱凝胶介质血型卡法进行的操作方法和结果判断。

【原理】 红细胞与相应抗体结合，经低速离心，凝集红细胞留于凝胶介质的上层或中间，即阳性反应。未凝集游离红细胞沉积于微柱凝胶管底部，形成细胞扣，即阴性反应。根据实验目的不同，采用中性、特异性及抗球蛋白凝胶。中性凝胶不含抗体，可用于检测 IgM 抗体和红细胞抗原的反应，可用于 ABO 血型正反定型等。特异性凝胶中含有特异性血型抗体，可用于 ABO 血型正定型。

【材料】

1. 器材 试管、试管架、标记笔、微量移液器、一次性吸头、微柱凝胶专用水平离心机。

2. 试剂

（1）微柱凝胶介质血型卡：正定型微柱凝胶介质血型卡反应管的凝胶中分别含抗 A、抗 B 抗体。反定型的微柱凝胶介质血型卡反应管为中性凝胶。

（2）2% ~5% 的 A 型、B 型标准红细胞生理盐水悬液。

3. 标本 EDTA - K_2 静脉抗凝血或 2% ~5% 待检红细胞生理盐水悬液及血浆。

【操作】

1. 标记 用标记笔在微柱血型介质血型卡上标记标本号。

2. 加红细胞生理盐水悬液 用微量加样器在标记有抗 A、抗 B 的微柱检测管中央分别加入一定量待检的红细胞生理盐水悬液（正定型）。在标记有 A、B 红细胞的微柱检测管中央分别加一定量的 A、B 型标准红细胞生理盐水悬液（反定型）。在质控管中加一定量待检的红细胞生理盐水悬液。

3. 加血浆 在标记有 A、B 红细胞的微柱检测管中央加一定量的待检血浆（反定型）。

4. 离心 按血型卡说明书要求离心。

5. 结果观察、判断 取出微柱凝胶介质血型卡，肉眼观察结果。结果判断如下：①凝集：质控管红细胞沉淀在管底，检测管红细胞凝块在胶上或胶中。②不凝集：质控管和检测管的凝集的红细胞均沉淀在管底。

【注意事项】

1. 微柱凝胶介质血型卡 血型卡应在 2℃ ~25℃ 竖立保存。凝胶中不能有气泡，液面不能干涸。实验前应检查凝胶卡封口是否完整。为避免血型卡产生气泡，将其从冰箱取出后应平衡至室温才可使用。

2. 加样 中性凝胶反定型时，先向反应管内加入红细胞，后加血浆。加样时动作要轻，不要破坏凝胶面，抗体试剂或血浆要加在红细胞液面上。

3. 离心 加样后 30min 内离心，离心参数严格按照要求。

4. 结果观察 质控管红细胞在胶上或胶中，实验失败，应重新实验。

【实验讨论】

（1）微柱凝胶血型卡法与盐水介质试管法相比较，有哪些优点？

（2）进行 ABO 血型鉴定盐水介质玻片法实验时，应该注意哪些问题？

笔记

实验十七　Rh D 血型鉴定

一、盐水介质法

【目的】 掌握 RhD 血型鉴定盐水介质法的操作方法及结果判断。

【原理】 单克隆 IgM 抗 D 试剂与红细胞膜上 D 抗原反应，在盐水介质中产生肉眼可见凝集反应。

【材料】

1. 器材　小试管、试管架、标记笔、一次性吸管、微量移液器、离心机、载玻片、显微镜。

2. 试剂　生理盐水，单克隆 IgM 抗 D 试剂，RhD 阳性、阴性红细胞。

3. 标本　EDTA - K_2静脉抗凝全血或 2% ~5% 待检红细胞生理盐水悬液及血浆。

【操作】

1. 标记　取 3 支小试管，分别标记为待检、阳性对照、阴性对照。

2. 加试剂　各管加入 1 滴单克隆 IgM 抗 D 试剂。

3. 加红细胞生理盐水悬液　在标记各管中分别对应加入 1 滴待检红细胞生理盐水悬液、2% ~5% RhD 阳性和阴性红细胞生理盐水悬液，混匀。

4. 离心　1000g 离心 15 秒（或按照试剂说明书要求）。

5. 观察结果　轻摇试管，肉眼或镜检观察红细胞有无凝集。

6. 判断结果　阳性管凝集，阴性管不凝集，待测管凝集为阳性，不凝集为阴性。

【注意事项】

1. 方法　如用玻片法鉴定，红细胞浓度一般为 30% ~50%，反应 2min 后观察结果。

2. 对照　鉴定时必须有严格的对照试验，包括阴性对照、阳性对照。

3. 阴性结果处理： 待检红细胞与抗 D 试剂在盐水介质中不凝集，应进行 Rh 阴性确认试验，一般使用 3 种或以上 IgG 抗 D 试剂进行间接抗球蛋白试验。如 3 种 IgG 抗 D 试剂抗球蛋白试验的结果均为阴性，即可判定为 Rh 阴性，如果抗球蛋白试验有 1 种或 1 种以上的 IgG 抗 D 试剂的结果为阳性，即可判定为 Rh 阳性（弱 D 表型）。

4. 其他　同 ABO 血型鉴定。

二、酶介质法

【目的】 熟悉 RhD 血型鉴定酶介质法操作方法及结果判断。

【原理】 某些酶（木瓜酶、菠萝蛋白酶、胰蛋白酶等）可破坏红细胞表面的唾液酸，减少负电荷数量，降低红细胞之间的排斥力，缩短红细胞的距离，有利于 IgG 抗 D 抗体与红细胞 RhD 抗原反应，形成肉眼可见的凝集。

【材料】

1. 器材　小试管、标记笔、离心机、37℃水浴箱、微量移液器、显微镜等。

2. 试剂　生理盐水，1% 木瓜酶（或菠萝蛋白酶）、IgG 抗 D 试剂，RhD 阳性、阴性 RBC。

3. 标本　EDTA - K_2静脉抗凝血或 2% ~5% 待检红细胞生理盐水悬液及血浆。

【操作】

1. 标记　取 3 支试管，标记为待检标本、阳性对照、阴性对照管。

笔记

2. 加样 按表1-14加样。

表1-14 RhD鉴定酶介质直接法

内容	待检管	阳性对照管	阴性对照管
2%~5%待检红细胞生理盐水悬液（滴）	1		
2%~5% RhD阳性红细胞生理盐水悬液（滴）		1	
2%~5% RhD阴性红细胞生理盐水悬液（滴）			1
1%木瓜酶溶液（滴）	1	1	1
IgG抗D（滴）	2	2	2

3. 离心 将试管混匀后，置于37℃水浴15~30min，1000g离心15秒。

4. 观察结果 轻摇试管，肉眼或在显微镜下观察红细胞有无凝集。

5. 判断结果 同RhD鉴定盐水介质法。

【注意事项】

（1）酶试剂反复冻融，会影响酶活性，因此应将试剂分装后冻存，每次取1份试剂并一次性使用。

（2）严格控制水浴的温度，温度太高可导致酶失活和直接溶血。

（3）其他同盐水介质法。

【实验讨论】

（1）引起RhD鉴定酶介质法假阳性和假阴性的原因有哪些？

（2）为了保证RhD鉴定酶介质法结果准确可靠，应注意哪些问题？

（3）什么是弱D表型，如何鉴定？

实验十八 交叉配血试验

一、盐水介质法

【目的】 掌握盐水介质法交叉配血试验的操作方法及结果判断。

【原理】 天然IgM类血型抗体与对应红细胞抗原在室温下的盐水介质中出现凝集反应。通过离心，观察受血者血浆与供血者红细胞（主侧）以及受血者红细胞与供血者血浆（次侧）之间有无凝集或溶血现象，判断受血者与供血者之间有无ABO血型不合的情况。

【材料】

1. 器材 小试管、记号笔、尖滴管、离心机、显微镜等。

2. 试剂 生理盐水。

3. 标本 供血者、受血者ABO同型的EDTA-K_2静脉抗凝血或供血者、受血者血浆及2%~5%红细胞生理盐水悬液。

【操作】

1. 准备受血者标本

（1）分离受血者血浆：取受血者标本，1000g离心3~5min，分离血浆，标记。

（2）配制受血者红细胞生理盐水悬液：配制受血者2%~5%红细胞生理盐水悬液，标记。

笔记

2. 准备供血者标本

（1）分离供血者血浆：取供血者标本，1000g 离心 3～5min，分离血浆，标记。

（2）配制供血者红细胞生理盐水悬液：配制供血者 2%～5%红细胞生理盐水悬液，标记。

3. 交叉配血

（1）标记：取小试管 2 支，分别标明主侧、次侧。

（2）加血浆：主侧管加受血者血浆 1 滴，次侧管加供血者血浆 1 滴。

（3）加红细胞生理盐水悬液：主侧管加供血者红细胞生理盐水悬液 1 滴，次侧管加受血者红细胞生理盐水悬液 1 滴，混匀。

（4）离心：1000g 离心 15 秒。

（5）观察结果：先观察试管上层液有无溶血，再斜持试管轻轻摇动，观察试管底有无凝集（必要时使用显微镜观察）。

（6）结果判断

1）凝集结果判断：判断标准同 ABO 血型正定型试管法。

2）配血是否相合判断标准：①ABO 同型配血：主侧管、次侧管均无溶血及凝集，血型相合，可以输血。主、次侧任何一管发生溶血或凝集，不可输血，应查找原因。②异型配血时（指 O 型输给 A、B、AB 型，或 A、B 型输给 AB 型）：主侧管无凝集无溶血，次侧管有凝集无溶血，可以输入少量血。如主侧管、次侧管均凝集，不能输血，需查找原因。

【注意事项】

1. 红细胞生理盐水悬液制备　红细胞要用生理盐水洗涤干净，防止血浆中的血型物质中和抗体。

2. 结果判断　同型配血主侧管、次侧管出现的溶血现象，均应判断为阳性结果，为配血不合。对配血过程中出现的凝集或溶血应仔细查找原因。

二、抗球蛋白介质法

【目的】掌握抗球蛋白介质法交叉配血试验的操作方法及结果判断。

【原理】在合适的温度及一定的反应时间等条件下，IgG 血型抗体能与红细胞膜上相应抗原结合而使红细胞致敏，当加入抗球蛋白试剂后，该抗体（二抗）的 Fab 片段可与包被在红细胞膜上的 IgG 血型抗体（一抗）的 Fc 片段结合发生抗原抗体反应，促使原来已致敏的红细胞发生肉眼可见的凝集反应。

【材料】

1. 器材　小试管、试管架、记号笔、尖滴管、离心机、水浴箱、载玻片、显微镜。

2. 试剂　生理盐水、抗球蛋白试剂、IgG 类抗 D 抗体、AB 型血清、2%～5% RhD 阳性 O 型红细胞生理盐水悬液。

3. 标本　供血者、受血者 ABO 同型的 EDTA－K_2 静脉抗凝血或供血者、受血者血浆及 2%～5%红细胞生理盐水悬液。

【操作】

1. 标记　取小号试管 6 支，分别标明主侧、次侧、阳性对照、阴性对照、受血者盐水红细胞对照及供血者盐水红细胞对照。

2. 加样、水浴、洗涤、加抗球蛋白血清及离心　按表 1－15 操作。

笔记

表 1-15 抗球蛋白介质交叉配血试验

项目	主侧管	次侧管	阳性对照管	阴性对照管	供血者盐水红细胞对照管	受血者盐水红细胞对照管
受血者血浆（滴）	2					
供血者红细胞生理盐水悬液（滴）	1					
供血者血浆（滴）		2				
受血者红细胞生理盐水悬液（滴）		1				
IgG 抗 D 致敏 RhD 阳性红细胞生理盐水悬液（滴）			1			
AB 型血清处理 RhD 阳性红细胞生理盐水悬液（滴）				1		
受血者盐水红细胞生理盐水悬液（滴）					1	
供血者盐水红细胞生理盐水悬液（滴）						1
生理盐水（滴）			2	2	2	2
轻轻混匀，置 37℃水浴 30min；用生理盐水洗涤各管红细胞 3 次，弃去上清液						
抗球蛋白试剂（滴）	1	1	1	1	1	1
混匀，1000g 离心 1min						

3. 观察、判断结果 同盐水介质交叉配血试验。

【注意事项】

1. 洗涤致敏红细胞 应及时洗涤致敏的红细胞，一旦洗涤就不应中途停止。洗涤时应加足够的盐水并用力冲入管底，使沉积于管底的红细胞松散。延迟或中途终止试验可使结合于红细胞上的抗体从细胞上稀释或解离。

2. 离心 离心时间和相对离心力非常关键，应按试剂盒说明书操作，建议用血型、血清学专用离心机。

3. 结果分析 阴性对照凝集或阳性对照不凝集，提示反应系统有问题，试验结果不可靠，应进一步分析原因，待问题解决后，重新试验。供血者或受血者对照管凝集，主侧管或次侧管凝集，表明供血者或受血者可能存在自身抗体，提示本次试验结果不可靠。应消除原因，重新试验。

三、低离子聚凝胺介质法

【目的】 掌握低离子聚凝胺介质法交叉配血的操作方法及结果判断。

【原理】 聚凝胺分子是带有高价阳离子多聚季铵盐，其表面的正电荷可中和红细胞表面的负电荷，使红细胞间距缩小，出现非特异性凝集。低离子强度溶液降低红细胞的 zeta 电位，可进一步增加抗原抗体间的吸引力。当血清中存在 IgM 或 IgG 类血型抗体时，与红细胞发生紧密结合，此时加入枸橼酸盐重悬液可消除聚凝胺的正电荷，如血清中不存在 IgM 或 IgG 类血型抗体，加入重悬液可使非特异性凝集消失，但 IgM 或 IgG 类血型抗体与红细胞产生的凝集不会散开。

【材料】

1. 器材 小号试管、试管架、记号笔、尖滴管、水浴箱、离心机、载玻片、显微镜等。

2. 试剂 低离子强度溶液、聚凝胺液、枸橼酸钠重悬液、IgG 抗 D 抗体、AB 型血清、2% ~5% RhD 阳性 O 型标准红细胞生理盐水悬液。

笔记

3. 标本　供血者、受血者ABO同型的EDTA－K_2静脉抗凝血或供血者、受血者血浆及2%～5%红细胞生理盐水悬液。

【操作】

1. 标记　取4支小号试管，分别标记主侧、次侧、阳性及阴性对照。

2. 加样、加试剂及离心　按表1－16进行。

3. 观察、判断结果　轻轻摇动试管，肉眼观察凝块是否散开。阳性对照管凝集不消失，阴性对照管凝集消失。如果主侧管和次侧管内红细胞凝集在1min内散开，则为聚凝胺交叉配血试验阴性，表示供血者和受血者血液聚凝胺介质交叉配血相容。

表1－16　低离子聚凝胺介质试管法交叉配血试验

项目	主侧管	次侧管	阳性对照管	阴性对照管
受血者血浆（滴）	2			
供血者红细胞生理盐水悬液（滴）	1			
供血者血浆（滴）		2		
受血者红细胞生理盐水悬液（滴）		1		
抗D抗体（滴）			2	
RhD阳性O型标准红细胞生理盐水悬液（滴）			1	1
AB型血清（滴）				2
低离子强度溶液（ml）	0.6	0.6	0.6	0.6
聚凝胺溶液（滴）	2	2	2	2
1000g离心15秒，弃去上清液				
轻摇试管，观察红细胞有无凝集，如形成凝块，进行下一步试验。如无凝集，必须重做前面试验				
每管加枸橼酸钠重悬液（滴）	2	2	2	2

【注意事项】

1. 加聚凝胺溶液　①枸橼酸钠、肝素能够中和聚凝胺，使红细胞之间的非特异性凝集反应减弱，如标本中含枸橼酸钠、肝素时，可多加聚凝胺溶液，或在试验中逐步加入聚凝胺溶液到红细胞出现凝集为止。②血液透析的病人建议改用抗球蛋白介质交叉配血试验，从而保证试验的准确可靠性。

2. 结果观察　①加聚凝胺溶液后，肉眼观察结果时，摇动试管时动作要轻，否则可使凝集红细胞散开。②当加入枸橼酸钠重悬液后，应在3min内立即观察结果，以免反应减弱或消失，摇动试管时动作要轻。③凝集结果不明显，用显微镜观察。

3. 其他　同盐水介质交叉配血试验。

四、微柱凝胶抗球蛋白介质法

【目的】掌握微柱凝胶抗球蛋白介质法交叉配血的操作方法及结果判断。

【原理】将供血者、受血者红细胞及血浆分别加入到含有抗球蛋白试剂的微柱凝胶主侧和次侧管中，如果血浆中存在针对红细胞抗原的血型抗体（IgM或IgG）时，生成抗原抗体复合物，并与凝胶中的抗球蛋白结合，形成红细胞凝集团块，离心后留在微柱的表面，为阳性反应。如果血浆中不含有针对红细胞膜上血型抗原的抗体，红细胞下沉到微柱管的底部，为阴性反应。

【材料】

1. 器材　小试管、试管架、记号笔、微量移液器、37℃微柱凝胶检测卡专用孵育器、微柱

笔记

凝胶检测卡配套专用离心机。

2. 试剂 生理盐水、微柱凝胶检测卡。

3. 标本 供血者、受血者 ABO 同型的 EDTA - K_2 静脉抗凝血或供血者、受血者血浆及 2% ~5% 红细胞生理盐水悬液。

【操作】

1. 标记 取微柱凝胶检测卡，标记主侧、次侧，编号。

2. 加样 按说明书要求，在主侧管加一定量供血者 2% ~5% 红细胞生理盐水悬液和受血者血浆。在次侧管加一定量受血者 2% ~5% 红细胞生理盐水悬液和供血者血浆。

3. 孵育 将检测卡置于专用孵育器 37℃ 孵育 15min。

4. 离心 将检测卡置于专用离心机离心 10min。

5. 观察结果 取出检测卡，肉眼观察结果。

6. 判断结果

（1）阴性结果：主侧管和次侧管内红细胞完全沉降于凝胶管底部，表明受血者与供血者血液相容，供血者血液可以输给受血者。

（2）阳性结果：若主侧管和次侧管或单独一侧管内红细胞凝集块位于凝胶表面或凝胶中，和（或）出现溶血，提示受血者与供血者血液不相容。

【注意事项】 同 ABO 血型鉴定微柱凝胶介质血型卡法。

【实验讨论】

（1）抗球蛋白介质交叉配血试验中抗球蛋白的作用是什么？

（2）为了保证盐水介质交叉配血试验结果准确可靠，应注意哪些问题？

（3）影响低离子聚凝胺介质交叉配血试验结果的因素有哪些，如何控制？

（4）哪些因素会引起微柱凝胶抗球蛋白交叉配血试验的假阳性？

（龚道元）

笔记

第二章　尿液检验

实验一　尿液理学检查

一、尿量测定

【目的】 掌握尿量的测定方法，熟悉注意事项。

【原理】 采用有刻度的容器测量24小时尿量。

【材料】

1. 器材　洁净容器、量杯或量筒。

2. 标本　24小时尿液。

【操作】

1. 加样　取有刻度的容器，加入被检病人全部的尿液。

2. 读数　读取容器与尿液凹面相切的刻度。

【参考区间】 成年人：1000～2000ml/24h；儿童：按每千克体重计排尿量，约为成年人的3～4倍。

【注意事项】

1. 器材　量具上刻度应清晰，洁净。

2. 标本　每次留取标本必须排空膀胱，全程不可丢失尿液，气温过高时注意防腐。

3. 操作　尿量测定应精确至毫升，误差不得超过20ml。

二、尿液性状检查

【目的】 掌握尿液性状检查的方法。

【原理】 通过肉眼观察和判断，报告尿液性状。

【材料】

1. 器材　一次性尿杯，透明试管。

2. 标本　新鲜尿液。

【操作】

1. 加尿液　将尿液混匀，加入透明试管中。

2. 肉眼观察　在自然光线下用肉眼观察尿液的性状。

3. 结果报告

（1）颜色：根据尿液具体颜色直接准确报告，以淡黄色、深黄色、无色、浓茶色、红色、紫红色、棕黑色、蓝绿色、乳白色或咖啡色等表示。

（2）透明度：根据尿液有无浑浊及浑浊程度进行判断。

1）清晰透明：指没有肉眼可见的颗粒物质。

2）微浑：指出现少数可见的颗粒物质，但透过尿液能看清报纸上的字。

笔记

3）浑浊：指出现可见的颗粒物质，透过尿液所见报纸上的字迹模糊不清。

4）明显浑浊：指透过尿液看不见报纸上的字迹。另外，若有沉淀、凝块等亦需注明。

【参考区间】淡黄色、清晰透明。

【注意事项】

1. 容器 盛尿液的容器必须清洁、干燥、透明，最好为一次性使用。

2. 标本

（1）尿液性状检查以新鲜尿液为准。

（2）女性的尿液，可因混入阴道黏膜分泌的黏蛋白、白细胞或少量上皮细胞，在放置一段时间后出现轻度浑浊，无临床意义。

3. 操作 观察尿液透明度时可置黑色背景下进行。

4. 尿液颜色 尿液颜色易受某些食物或药物的影响，服用药物如大黄、黄连、呋喃唑酮、核黄素、呋喃唑酮、维生素 B_2等，或食入大量胡萝卜可使尿液呈亮黄色或深黄色，与胆红素尿的鉴别要点是前者振荡后所产生的泡沫无色，后者产生的泡沫呈黄色；另外，如碱性尿液有酚红或酚酞，或应用氨基比林时，可使尿液呈亮红色，与血尿的鉴别要点是后者为红或暗红色，浑浊而无光泽或镜下观察可见红细胞。

5. 浑浊尿的鉴别 生理情况下，新鲜尿液可因含钙、磷、镁、尿酸等物质形成的结晶外观呈浑浊，尤其是在气温低或 pH 改变时很快析出沉淀物。浑浊尿可按以下步骤和顺序进行鉴别：①加热，如浑浊消失，为尿酸盐结晶。②加乙酸数滴，如浑浊消失且产生气泡，为碳酸盐结晶；浑浊消失但无气泡产生，则为磷酸盐结晶。③加 2% 的盐酸数滴，如浑浊消失，为草酸盐结晶。④加 10% 的氢氧化钠数滴，如浑浊消失，为尿酸盐结晶；如呈胶状则为脓尿。⑤1 份尿液加乙醚 1 份、乙醇 2 份，经振荡浑浊消失，为脂肪尿。⑥如经上述方法处理后尿液仍呈浑浊，为菌尿。

三、尿液比重测定

（一）折射仪法

【目的】掌握折射仪的工作原理与使用；熟悉其校准。

【原理】入射角为 90°的光线进入密度不同的另一介质时，可产生折射现象，该介质的折射率与介质的密度有关，介质的密度越高，折射率越大；其次也与光的波长及温度有关。经过对大量尿液标本的研究，建立了折射率与尿液比重和总固体量的经验关系式，以数字线图刻在折射仪的目镜中，直接测定尿液的比重。

【材料】

1. 器材 手提式折射计或座式折射计、尿杯、滴管、镊子、吸水纸。

2. 标本 新鲜尿液。

【操作】

1. 手提式折射计

（1）仪器状态调整：调整仪器到正确的测试状态。

（2）零点校准：每次测试前须按照操作说明书用蒸馏水校准零点。将蒸馏水数滴滴在折光棱镜上，轻轻合上进光板，使溶液均匀分布于棱镜表面，并将仪器进光板对准光源或明亮处，眼睛通过接目镜观察视场，如果视场明暗分界线不清楚，则旋转接目镜使视场清晰，再旋转校零螺钉，使明暗分界线置于零位。

（3）标本测试

1）在折光棱镜上加 1 滴尿液标本。

2）轻轻合上进光板，使溶液均匀分布于棱镜表面上。

3）手持仪器，用左手四指握住橡胶套，右手调节目镜，防止体温传入仪器，影响测量精度面对光源，使光线通过标本和棱镜，用肉眼观察目镜，从专用的刻度标尺上，在明暗场交界线处读数。

笔记

2. 座式折射计

（1）开通光路。

（2）基线调整：按测定标本的程序，用蒸馏水调整基准线的位置。

（3）标本测试：①滴加尿液 2 滴，盖上塑料盖，注意防止气泡产生。②在目镜中读数。

【参考区间】 晨尿或通常饮食条件下：1.015～1.025；随机尿：成人 1.003～1.035（至少有 1 次在 1.023 或以上，1 次在 1.003 或以下）；新生儿 1.002～1.004。

【注意事项】

1. 操作 具体操作请严格参照仪器说明书。

2. 影响因素

（1）入射光和温度对折射率的影响：一般手提式折射仪已有补偿装置；座式折射仪用调整基线的方法来减低温度的影响。也可用 10g/L、40g/L 和 100g/L 的蔗糖溶液校正折射仪，它们的折射率分别为 1.3344、1.3388 和 1.3479。

（2）有形成分的影响：细胞等有形成分增多时，应离心后测定上清液，测试完毕后用蒸馏水擦拭干净。

（3）尿酸盐的影响：尿酸盐所致的浑浊可影响结果，需要加温溶解后再测定，切不可弃去。

3. 结果校正 尿液中的葡萄糖或蛋白质可影响尿液比重的结果，应进行校正。尿液葡萄糖每增高 10g/L，需将测得结果减去 0.004；尿液蛋白质每增高 10g/L，需将测得结果减去 0.005。

4. 生物安全 用过的滤纸、棉球等废物应按《WS/T 249－2005－临床实验室废物处理原则》进行处理。

5. 精密度高 本法测定尿液比重，方法简单，易于标准化，精密度和准确度较比重计法高，且标本用量少，是目前我国检测尿液比重的确证方法。

（二）比重计法

【目的】 掌握比重计法测定尿液比重的操作方法。

【原理】 尿比重计是一种液体比重计，可测出规定温度下尿液的比重。浸入尿液中的比重计部分越小，说明对浮标的浮力越大，尿比重计读数越大，尿液比重越高；反之，浸入尿液中的比重计部分越大，说明对浮标的浮力越小，读数越小，尿液比重越低。

【材料】

1. 器材 比重计（包括浮标和比重筒）、100℃水银温度计、一次性尿杯、滴管、胶吸头、100ml 洁净容器、吸水纸、镊子。

2. 标本 新鲜尿液（至少 50ml）。

【操作】

1. 加尿液 取新鲜尿液，充分混匀，斜持比重筒，将尿液沿筒壁缓缓倒入，其量以能悬浮起尿比重计为宜。将比重筒垂直放置于水平工作台上。

2. 放置浮标 将比重计浮标轻轻放入比重筒并加以捻转，使其垂直悬浮于尿液中，勿触及筒壁或筒底。

3. 读数 待比重计悬浮稳定后，读取与尿液凹面相切的刻度。

4. 校正 测量尿液温度，经校正后报告尿液的比重值。

笔记

5. 结果报告 同折射仪法。

【参考区间】 同折射仪法。

【注意事项】

1. 器材

（1）比重计的校准：尿比重计需通过校正后才能使用。新购置的比重计可按以下方法进行校正：15℃时测定蒸馏水的比重应为1.000，8.5 g/L NaCl溶液比重应为1.006，50g/L NaCl溶液比重为1.035。测定的误差应<0.002，不符合要求的应更换。

（2）清洁比重计：比重计每次使用后都需用蒸馏水冲洗。另外，浮标上若有蛋白质及盐类物质沉积，会影响所测结果的准确性，因此，若有上述物质附着，需用清洁液洗净后方能使用。

2. 标本 ①尿液应新鲜，以防尿素分解导致比重下降。②尿液过少不足以浮起比重计时，应重新采集尿液测定。③因低温所致的尿酸或其他盐类沉淀可先37℃水浴使其溶解，待尿液温度降至比重计所标定的温度时再行测定。

3. 操作 ①尿液表面如有泡沫应消除。②比重计浮标要垂直悬浮于尿液中。③读取比重值要准确，一般应读取与尿液凹面相切的刻度，但有的比重计为刻度与液体凸面相切，读数时应注意。

4. 结果校正 ①尿液蛋白质每增高10g/L，需将结果减去0.005。②尿液葡萄糖每增高10g/L，需将结果减去0.004。③温度高时，液体的比重低，反之则比重高，故一般比重计上都注明测定温度；如果测定时尿液温度与比重计上所标定的温度不一致，则每高于指定温度3℃，测定结果应加上0.001；每低3℃，测定结果应减去0.001。④尿液含造影剂，可使比重大于1.050。

5. 临床应用 使用比重计测定尿液比重，操作较为烦琐，影响因素多，现已很少使用。但如能正确使用比重计，所测得结果仍有一定的临床参考价值。

【实验讨论】

（1）尿液比重2种测定方法原理有何不同？各有何优缺点？

（2）影响尿液比重测定的因素有哪些？为什么？所测结果应如何校正？

实验二　尿液酸碱度pH试纸法测定

【目的】 熟悉pH试纸法测定尿液酸碱度的测定方法。

【原理】 pH广泛试纸的指示剂由甲基红、溴甲酚绿、百里酚蓝适量混合而成，能反映pH4.5～9.0的变化范围。试带与尿液接触后即可显色，与标准比色板比较，可测得尿液pH近似值。

【材料】

1. 器材 一次性尿杯，一次性滴管。

2. 试剂 pH广泛试纸1套（包括标准比色板和试剂带）。

3. 标本 新鲜尿液。

【操作】

1. 检测 取pH试纸1条或半段，在试纸上滴尿液1滴。

2. 判读结果 在30秒内，在自然光线下与标准比色板比色，读取尿液pH。

【参考区间】 随机尿pH 4.6～8.0，一般为5.5～6.5。

【注意事项】

1. 标本　标本应新鲜，如放置过久会因细菌繁殖或丧失挥发性酸而使 pH 增高。

2. 试纸　试纸应密封、避光、干燥保存，并远离酸性和碱性物质，以防失效。

3. 操作　在规定时间内比色。

本法操作简单，但试纸容易受潮变质，且应注意操作者主观因素对结果准确性的影响，试纸条应避免直接浸入尿液。

【实验讨论】

滴在试纸上的尿液多少对检查结果有什么影响？为什么？

实验三　尿蛋白定性检查

一、磺基水杨酸法

【目的】 掌握磺基水杨酸法尿蛋白定性实验的操作方法与注意事项。

【原理】 磺基水杨酸是一种生物碱，在酸性条件下，磺基水杨酸的磺酸根离子与蛋白质氨基酸阳离子结合，形成不溶性的蛋白盐沉淀。根据反应的浑浊程度，可作尿蛋白的定性或半定量检查。

【材料】

1. 器材　小试管、2ml 刻度吸管、洗耳球、滴管、黑色衬纸及 pH 广泛试纸。

2. 试剂　200g/L 磺基水杨酸溶液：取 20.0g 磺基水杨酸，用蒸馏水溶解后加至 100ml。

3. 标本　新鲜尿液。

【操作】

1. 加尿液　取小试管 2 支，分别标记为测定管和对照管，各加入清晰尿液 1ml。

2. 加试剂　测定管内滴加磺基水杨酸溶液 2 滴，轻轻混匀；对照管不加试剂作为空白对照。

3. 结果判断　1min 内观察结果。黑色背景下，按表 2－1 标准进行判定。

4. 结果报告　磺基水杨酸法尿蛋白定性结果判断与报告见表 2－1。

表 2－1　磺基水杨酸法尿蛋白定性结果判断与报告

反应现象	报告方式
清晰透明	－
黑色背景下可见轻度浑浊	极微量
不需黑色背景即见轻度浑浊	±
白色浑浊，但无颗粒出现	+
稀薄乳样浑浊，且有颗粒出现	+ +
明显絮状浑浊	+ + +
大量絮状沉淀，且有大凝块	+ + + +

【参考区间】 阴性。

【注意事项】

1. 标本

（1）标本的污染：当尿液混有生殖系统分泌物时，可出现假阳性，因此，应尽量指导病人

笔记

采集中段尿，或离心后测定。

（2）pH：本法在尿液偏碱或偏酸时（pH >9 或 pH <3）可呈假阴性，因此，检测前需先将尿液 pH 调至 5 ~6。

2. 操作 反应时间超过 1min，阳性程度增加，故应准时观察结果。

3. 干扰因素

（1）药物：当病人应用大剂量青霉素钾盐、庆大霉素、磺胺、PAS、含碘造影剂时，可使磺基水杨酸法出现假阳性，但加热煮沸后消失，有别于蛋白尿。

（2）尿酸或尿酸盐：尿液含尿酸或尿酸盐过多时，可出现假阳性，但反应较为缓慢，15 秒后出现浑浊，由弱渐强；或加试剂 1min 后渐呈蛛丝状浑浊，缓慢扩散，覆盖于尿液的表面，加热或加碱可消失。

本法操作简便快速，灵敏度高，但有一定的假阳性。

二、加热乙酸法

【目的】 掌握加热乙酸法尿蛋白定性试验的操作方法与注意事项。

【原理】 加热煮沸使蛋白质变性凝固，加稀乙酸使尿液 pH 接近蛋白质等电点（pH4. 7）而加速蛋白质沉淀，并可消除因加热使磷酸盐或碳酸盐析出造成的浑浊。

【材料】

1. 器材 酒精灯、滴管、大试管、试管夹及广泛 pH 试纸。

2. 试剂 5%（V/V）冰乙酸溶液：冰乙酸 5ml，加蒸馏水至 100ml，密闭保存。

3. 标本 新鲜尿液。

【操作】

1. 加尿液 取大试管 1 支，加尿液至试管高度 2/3 处。

2. 加热 用试管夹斜持试管下端，于酒精灯上加热尿液上 1/3 段至沸腾。

3. 观察 轻轻直立试管，在黑色衬纸背景下观察煮沸部分有无浑浊。

4. 加酸 滴加 5%（V/V）乙酸溶液 2 ~4 滴。

5. 再加热 继续加热至煮沸，立即观察结果。

6. 判断结果 按表 2 -2 标准进行判定。

7. 结果报告 加热乙酸法尿蛋白定性结果判断与报告方式见表 2 -2。

表 2 -2 加热乙酸法尿蛋白定性结果判断与报告

反应现象	报告方式
清晰透明	-
黑色背景下轻度浑浊	极微量或 ±
白色浑浊，但无颗粒或絮状沉淀	+
白色浑浊，有颗粒	+ +
大量絮状沉淀	+ + +
立即出现凝块和大量絮状沉淀	+ + + +

【参考区间】 阴性。

【注意事项】

1. 标本 ①标本要新鲜，陈旧尿液因细菌生长可引起假阳性。②如尿液明显浑浊，应先离心或过滤。③指导病人正确采集中段尿，避免混有生殖系统分泌物。④尿液离子强度过低可使加热乙酸法呈假阴性。因此，对于限盐或无盐饮食的病人，由于离子强度太低，需在尿液标本中滴加饱和氯化钠溶液 1～2 滴后再进行检测。⑤pH：尿液偏碱（pH＞9）或偏酸（pH＜3）均会导致加热乙酸法呈假阴性，因此，实验前需先将尿液 pH 调至 5～6。

笔记

2. 操作　①为避免因盐类析出所致假性浑浊，操作时请务必按照加热→加酸→再加热的程序进行。②加入乙酸的量要适当，过多或过少均影响结果的准确性。③加热尿液上段以便与下段尿液形成对照。④加热后立即直立试管观察结果。

本法特异性高，干扰因素少，是尿蛋白定性的经典方法；但操作繁琐，灵敏度稍低。

【实验讨论】

（1）对两种尿蛋白定性检测方法进行方法学比较和评价。

（2）加热乙酸法尿蛋白定性试验中，为什么一定要遵循加热→加酸→再加热的程序？每一步的作用是什么？

实验四　尿液本周蛋白定性检查

一、凝溶法

【目的】熟悉凝溶法尿液本周蛋白定性试验和注意事项。

【原理】凝溶法又称热沉淀法，它是利用本周蛋白在 pH 4.9±0.1 时，加热至 40℃～60℃时凝固，继续加热至 90℃～100℃时沉淀消失，当温度下降至 40℃～60℃时又发生凝固的特性检查尿液中的本周蛋白。

【材料】

1. 器材　离心机、恒温水浴箱、定时钟、试管、试管夹、10ml 刻度吸管、2ml 刻度吸管、洗耳球、漏斗、玻棒、滤纸、pH 广泛试纸等。

2. 试剂

（1）200g/L 磺基水杨酸：取 20.0g 磺基水杨酸，用蒸馏水溶解后加至 100ml。

（2）2mol/L 乙酸缓冲液（pH 4.8～5.0）：乙酸钠 17.5g，加冰乙酸 4.1ml，再加蒸馏水至 100ml，调节 pH 至 4.9。

3. 标本　新鲜尿液。

【操作】

1. 标本处理

（1）蛋白定性：将尿液离心后取上清液，用磺基水杨酸法做尿蛋白定性，如呈阴性，可认为本周蛋白定性试验阴性；如呈阳性，继续进行以下操作。

（2）调节 pH：用广泛 pH 试纸测试尿液 pH，若低于 4.0，应调节 pH 至 4.5～5.5。

2. 加尿液　取大试管 1 支，加入尿液 4.0ml。

3. 加试剂　加 2.0mol/L 乙酸缓冲液 1.0ml，混匀。按每 10ml 尿液 1g 的比例加入氯化钠，观察有无沉淀，若有（为黏蛋白），应过滤除去。

4. 加热观察　将试管置 56℃水浴 15min，观察有无沉淀，如有则将试管置沸水浴中加热 3min，反应液由浑浊变清或沉淀减少者为本周蛋白阳性；若浑浊加重，表明此尿液中还有其他蛋白质，需进行以下验证。

5. 冷却观察　将煮沸的尿液趁热过滤，然后观察滤液在自然降温过程中的变化。如滤液开始透明，降至 56℃左右时滤液又变为浑浊，则为本周蛋白阳性。也可以用浓硝酸法确证，用滴管将煮沸过滤后的尿液沿着装有浓硝酸的试管壁缓缓加入，但勿将两者混合，若界面处有白色环出现，则为本周蛋白阳性。

【参考区间】 阴性。

【注意事项】

1. 标本

（1）尿液应新鲜，以减少清蛋白、球蛋白分解变性产生的干扰。浑浊尿液须离心后取上清液进行检测。

（2）严格控制 pH，凝溶法最适 pH 为 4.5 ~ 5.5。pH 低于 4.0 时，分子聚合将受到抑制而呈假阴性。

（3）尿液本周蛋白含量过高时，在 90℃ 不易完全溶解，需做阴性对照或将标本稀释。

2. 操作 过滤时要迅速，并保持高温，不要振荡，防止本周蛋白夹杂于其他沉淀的蛋白中被过滤掉而造成假阴性。过滤所用漏斗、滤纸、试管等用品，均需保持高温状态，以免因温度降低而使本周蛋白凝固。

3. 干扰因素 尿液标本中如有细菌，可使本周蛋白凝溶特性消失。

本法特异性高，但灵敏度差。本周蛋白一般需大于 0.3g/L 才能检出，并非所有的本周蛋白均具同样的凝溶特性。

二、对－甲苯磺酸法

【目的】 熟悉对－甲苯磺酸法检测尿液本周蛋白定性试验操作方法和注意事项。

【原理】 酸性环境中，对－甲苯磺酸可以与本周蛋白结合形成沉淀，而对清蛋白和球蛋白基本不起反应。

【材料】

1. 器材 离心机、试管架、大试管、试管夹、2ml 刻度吸管、洗耳球。

2. 试剂

（1）120g/L 对－甲苯磺酸溶液：对－甲苯磺酸 120g 溶于 1000ml 蒸馏水中。

（2）冰乙酸。

3. 标本 新鲜尿液。

【操作】

1. 加尿液 取试管 2 支，标记为测定管和对照管，分别加入离心后的澄清尿液 1ml。

2. 加试剂 测定管中加 120g/L 对－甲苯磺酸溶液 0.5ml，对照管中加冰乙酸 0.5ml，分别混匀，静置 5min。

3. 结果观察

（1）阳性：试验管浑浊加重或沉淀，对照管清晰透明或轻度浑浊。

（2）阴性：试验管清晰透明或与对照管相似。

【参考区间】 阴性。

【注意事项】

1. 标本 ①尿液应新鲜，以减少清蛋白、球蛋白分解变性产生的干扰。②混浊尿液应离心后取上清液做检查。③服用利福平类抗结核药物的病人可使本试验结果出现假阳性。

2. 验证试验 本法操作简便，灵敏度高，但特异性差，尿液球蛋白增高可出现假阳性，需进一步做免疫电泳分析进行确证。首先用琼脂糖电泳使各种蛋白质分成不同的区带，然后在琼脂糖板上沿电泳方向挖一个与之平行的横向小槽，加入与抗原相应的抗血清，作双向免疫扩散；如存在本－周蛋白，则在 α_2 与 γ－球蛋白区带位与横向槽之间出现明显的沉淀弧；如欲进一步确诊，可将尿液与抗 κ 轻链及抗 λ 轻链血清进行免疫学测定，以区分轻链类型。

笔记

【实验讨论】

（1）影响尿液本周蛋白检查的因素有哪些？应如何消除？

（2）可出现尿液本周蛋白阳性的疾病有哪些？

（张式鸿）

实验五　尿液葡萄糖 Benedict 法定性检查

【目的】 掌握 Benedict 法检查尿液葡萄糖的方法及注意事项。

【原理】 在高热及碱性溶液中，含有醛基的葡萄糖或其他还原性的糖能将 Benedict 试剂中的蓝色硫酸铜还原为氧化亚铜，形成黄色至砖红色的沉淀物。

【材料】

1. 器材　酒精灯、试管夹、试管架、中试管、移液管、滴管。

2. 试剂　改良 Benedict 试剂。

（1）A 液：柠檬酸钠（$Na_3C_6H_5O_7 \cdot 2H_2O$）42.5g、无水碳酸钠 25.0g，溶解于 600ml 蒸馏水中，可加热助溶，冷却后稀释到 850ml。

（2）B 液：（$CuSO_4 \cdot 5H_2O$）10g 溶解于 100ml 蒸馏水中，可加热助溶，冷却后稀释到 150ml。

将 B 液缓缓倒入 A 液中，边倒边搅拌。如产生沉淀，要过滤。Benedict 试剂配制后能长期使用，如产生沉淀时，可取上清液使用。

3. 标本　新鲜尿液。

【操作】

1. 预试验　取 1 支中试管，加入配好的改良 Benedict 试剂 2.0ml，摇动试管缓缓加热至沸腾，观察试剂有无颜色变化。若试剂无变化，说明试剂有效，可继续进行以下试验。

2. 加标本　向上述试管中加入离心后的尿液 0.2ml，混匀。

3. 加热煮沸　将试管加热煮沸 1～2min，或置沸水浴中 5min。待自然冷却后，观察颜色变化。

4. 结果报告　Benedict 法尿糖定性试验结果判断与报告见表 2－3。

表 2－3　Benedict 法尿糖定性试验结果判断与报告方式

结果判断	报告方式
蓝色不变	－
蓝色中略带绿色，但无沉淀	±
绿色，伴少许黄绿色沉淀	+
较多黄绿色沉淀，以黄为主	++
土黄色浑浊，有大量沉淀	+++
大量棕红色或砖红色沉淀	++++

【参考区间】 阴性。

【注意事项】

1. 容器　盛放尿液的容器最好使用一次性尿杯，以防其他物质干扰。

笔记

2. 标本

（1）标本放置时间不宜过长，以免细菌繁殖尿糖降解，造成假阴性。

（2）尿液中一些还原性物质，如维生素 C、水合氯醛、阿司匹林、青霉素等，当其在尿液中含量过高时 Benedict 法定性呈阳性反应，应先将尿液煮沸使之分解破坏，或应停药 3 天后再行检查；对静脉输注大剂量维生素 C 者 5 天内不宜做 Benedict 法尿糖定性，以防造成假阳性。

3. 操作

（1）改良 Benedict 试剂与尿液的比例为 10: 1。

（2）煮沸时应不断摇动试管使其均匀受热以防爆沸喷出，或将试管置于沸水浴中进行。

（3）在规定时间内进行结果判断。

（4）尿液中有大量尿酸盐存在时，为防干扰必须于冷却后观察结果。尿液中含大量铵盐时可抑制氧化亚铜沉淀的生成，应加碱煮沸除去。尿液中蛋白质含量较高时也影响铜盐的沉淀，可用加热乙酸法除去。

【讨论】

（1）尿糖检测对尿液标本有哪些要求？为什么？

（2）Benedict 法测尿糖的干扰因素有哪些？应如何进行处理？

（3）维生素 C 对 Benedict 法检查尿糖的干扰原理是什么？

实验六　尿液酮体改良 Rothera 法定性检查

【目的】 掌握改良 Rothera 法检查尿液酮体的方法及注意事项。

【原理】 尿液中的酮体（乙酰乙酸和丙酮）与亚硝基铁氰化钠［$Na_2Fe(CN)_5 \cdot 2H_2O$］和硫酸铵作用，可生成异硝基（HOON =）或异硝基胺（NH_2OON =），后者与 $Fe(CN)_5^{3-}$ 生成紫红色化合物。

【材料】

1. 器材　小试管或载玻片、药匙、滴管。

2. 试剂　亚硝基铁氰化钠 5g（AR）、无水碳酸钠 100g（AR）、硫酸铵 100g（AR）。试剂必须纯而无水，配制前分别将各种试剂烘干，称量并研磨混匀贮存于棕色磨口瓶内，防止受潮。

3. 标本　新鲜尿液。

【操作】

1. 加酮体粉　于载玻片上（或小试管内），加 1 药匙酮体粉。

2. 滴加尿液　滴加尿液于酮体粉上，至完全将酮体粉浸湿。

3. 结果观察　5min 内观察酮体粉的颜色变化，呈现紫色者为阳性。

4. 结果报告　改良 Rothera 法尿液酮体定性检查结果判断与报告方式见表 2 -4。

表 2 -4　改良 Rothera 法尿液酮体定性检查结果判断与报告方式

结果判断	报告方式
5min 内无紫色出现	−
逐渐呈现淡紫色	+
立即呈现淡紫色而后渐转为深紫色	+ +
立即呈现深紫色	+ + + ~ + + + +

笔记

【参考区间】阴性。

【注意事项】

1. 试剂　试剂应保存在干燥密闭容器内，以免受潮失效。

2. 标本

（1）尿液中的酮体极不稳定，故尿液标本必须新鲜，以免出现假阴性。

（2）尿液内有大量非晶形尿酸盐时，可出现干扰，应离心除去。

3. 反应条件　该法必须在碱性并产热条件下进行，环境温度过低时最好放在30℃水浴箱中进行。

【讨论】

（1）尿液酮体的检测对尿液标本有哪些要求？为什么？

（2）改良 Rothera 法主要检测的酮体成分有哪些？

（3）对糖尿病酮症酸中毒的病人进行酮体检测应注意哪些问题？

实验七　尿液胆红素 Harrison 法定性检查

【目的】掌握尿液胆红素定性检查的 Harrison 法。

【原理】以硫酸钡吸附尿液中的胆红素并浓缩，胆红素与 Fouchet 试剂作用，被氧化为蓝色的胆青素、绿色的胆绿素和黄色的胆黄素复合物。

【材料】

1. 器材　离心机、试管或专用刻度离心管、移液管。

2. 试剂

（1）100g/L 氯化钡溶液：氯化钡（$BaCl_2 \cdot 2H_2O$）100g，溶于1000ml 蒸馏水中。

（2）Fouchet 试剂：100g/L 的 $FeCl_3$溶液 10ml，250g/L 三氯乙酸溶液 90ml，混合后备用。

（3）氯化钡试纸：将优质滤纸裁成 10mm × 80mm 大小纸条，浸入饱和氯化钡溶液内（氯化钡 30g，溶于 100ml 蒸馏水）数 min 后，室温或 37℃温箱内待干，密封备用。

3. 标本　新鲜尿液。

【操作】

1. 试管法

（1）检测尿液的 pH：如果呈碱性，加乙酸使之成酸性后再进行以下试验。

（2）尿液胆红素浓缩：于 10ml 刻度离心管中加入尿液 5ml，再加 100g/L 氯化钡溶液 2.5ml，颠倒混匀。如果沉淀不多，可加硫酸铵试剂 1～2 滴，以促使沉淀形成。

（3）离心：将上述混合物离心 3～5min（3000r/min），弃去上清液，留取沉淀物。

（4）加试剂：向沉淀表面加 Fouchet 试剂 2 滴，放置片刻后观察沉淀颜色的变化。

（5）结果报告：Harrison 法尿液胆红素定性检查结果判断与报告方式见表 2－5。

表 2－5　Harrison 法尿液胆红素定性检查结果判断与报告方式

结果判断	报告方式
长时间不变色	－
沉淀逐渐变为淡绿色	+
沉淀变为绿色	+ +
沉淀即刻变为蓝绿色	+ + +

笔记

2. 氯化钡试纸法

（1）将氯化钡试纸一端浸入尿液中至少50mm，5～10秒后取出，平铺于干净的卫生纸上。

（2）在试纸上浸入尿液的部位滴加 Fouchet 试剂2滴，观察颜色变化。

（3）结果报告同试管法。

【参考区间】 阴性。

【注意事项】

1. 标本

（1）胆红素遇光易被氧化，因此，尿液标本必须新鲜时立即送检，并注意避光保存。

（2）注意药物的干扰，尿液中如含大量牛黄、熊胆粉、水杨酸盐和阿司匹林时可致假阳性反应。

2. 操作

（1）如尿液呈碱性，可减低反应的灵敏度，应加乙酸调至酸性。

（2）Harrison 法需要尿液中有足够的硫酸根离子，如尿液与氯化钡混合后无沉淀生成，可滴加硫酸铵试剂1～2滴，以促使沉淀形成。

（3）加入 Fouchet 试剂要适量（5ml 尿液加2滴），试剂过多易使胆红素完全氧化成胆黄素而致假阴性反应。

【讨论】

（1）尿液胆红素检测对标本有哪些要求？为什么？

（2）尿液中的胆红素主要是哪种胆红素？

（3）分析肝细胞性黄疸，胆汁淤积性黄疸及溶血性黄疸的血液，尿液及粪便的变化。

实验八　尿液尿胆原改良 Ehrlich 法定性检查

【目的】 掌握改良 Ehrlich 法尿胆原定性检查的方法及注意事项。

【原理】 在酸性溶液中尿胆原与对二甲氨基苯甲醛反应生成樱红色化合物，其颜色的深浅与尿胆原的含量成正比。

【材料】

1. 器材　离心机、中号试管、移液管、白色衬纸等。

2. 试剂

（1）Ehrlich 试剂：对二甲氨基苯甲醛2.0g，溶于80ml 蒸馏水，然后再缓慢加入浓盐酸20ml，混匀后贮存于棕色瓶中备用。

（2）100g/L 氯化钡溶液。

3. 标本　新鲜尿液。

【操作】

1. 去除尿液中的胆红素　尿液中如含有胆红素应除去，具体操作如下：每4ml 尿液中加入100g/L 氯化钡溶液1ml，混匀后过滤（或离心），取滤液（或上清液）备用。

2. 加试剂　取滤液或上清液约4ml，按10∶1的比例加入 Ehrlich 试剂（约0.4ml），混匀，在室温下静置10min。

3. 观察结果　在白色背景下从管口向管底观察颜色变化。

4. 阳性标本稀释　如结果为阳性，则将尿液以蒸馏水进行倍比稀释，以最高稀释倍数者报告。如稀释1∶160以上仍为阳性则不再稀释。

笔记

5. 结果报告　改良 Ehrlich 法尿胆原定性检查结果判断与报告方式见表 2－6。

表 2－6　改良 Ehrlich 法尿胆原定性检查结果判断与报告方式

结果判断	报告方式
不变色，加温后也无反应	－
10min 后呈微红色	+
10min 后呈樱红色	+ +
立即呈深红色	+ + +

【**参考区间**】阴性或弱阳性。

【**注意事项**】

1. 标本　尿胆原排出后易被氧化为尿胆素，故应以新鲜尿液立即送检，并注意避光保存，以免造成假阴性。

2. 操作

（1）如尿液标本中含有结合胆红素，易干扰尿胆原检查，可加氯化钡溶液吸附胆红素，离心沉淀后用上清液进行试验。

（2）碱性尿液可干扰结果观察，应先调节尿液 pH 至酸性。

（3）尿液中含有维生素 C、甲醛等将阻止醛反应；如含有酮体则出现假阳性。可加入戊醇进行鉴别，真阳性加戊醇后仍呈红色；由酮体等造成的假阳性遇戊醇后变成淡绿色。

（4）多种药物及内源性物质可产生颜色干扰，可在加试剂后再加 2ml 氯仿，振荡后静置，尿胆原产生的樱红色化合物可被氯仿提取，以此鉴别。

3. 反应条件　显色速度受温度影响较大，环境温度过低时需要加温。

4. 其他　尿液尿胆原的日间波动较大，且与尿液 pH 相关，为提高阳性检出率可嘱病人服用碳酸氢钠碱化尿液，采集餐后尿标本进行检查。

【**讨论**】

（1）影响尿胆原检测的因素有哪些？应该如何处理？

（2）改良 Ehrlich 法检测尿胆原的原理是什么？

（3）为了提高尿胆原的阳性检出率，应嘱病人如何留取标本？其原因是什么？

（刘　帅）

实验九　尿液血红蛋白定性检查

【**目的**】掌握邻联甲苯胺法检查尿液血红蛋白的原理，方法及注意事项。

【**原理**】血红蛋白中的亚铁血红素具有过氧化物酶样活性，以催化过氧化氢作为电子受体使色原氧化呈色，其颜色的深浅与血红蛋白的含量成正比。

【**材料**】

1. 器材　中试管、滴管。

2. 试剂

（1）邻联甲苯胺冰乙酸溶液（15ml 邻联甲苯胺溶于 100ml 冰乙酸中）。

（2）3% 过氧化氢溶液（3ml 过氧化氢溶于 100ml 蒸馏水中，现用现配）。

3. 标本　新鲜尿液。

笔记

【操作】

1. 滴加尿液 于中试管中滴加尿液4滴。

2. 滴加试剂 再于上述试管中加入邻联甲苯胺冰乙酸溶液2～3滴，混匀。

3. 观察结果 再滴加新鲜配制的3%过氧化氢1～2滴混匀，立即观察结果。尿液血红蛋白邻联甲苯胺法定性结果判断与报告见表2－7。

表2－7 尿液血红蛋白邻联甲苯胺法定性结果判断与报告

反应现象	报告方式
加入试剂2min后仍不显色	－
加入试剂10秒后，由浅蓝色渐变为蓝色	+
加入试剂后，由浅蓝褐色渐变为明显的蓝褐色	+ +
立即出现蓝褐色	+ + +
立即出现黑褐色	+ + + +

【参考区间】阴性。

【注意事项】

1. 容器 所有用具必须清洁，无污染，否则干扰结果。

2. 标本

（1）尿液标本要新鲜，实验前先将尿液标本煮沸2min，以破坏尿液中的过氧化氢酶及其他易热性触酶。

（2）尿液内维生素C含量过高，对结果有负干扰。

3. 试剂 所有试剂必须准确、可靠。3%过氧化氢易变质、失效，可出现假阳性，应现用现配。

【实验讨论】

（1）造成邻联甲苯胺法检测尿液血红蛋白假阴性的因素有哪些？应该如何处理？

（2）造成邻联甲苯胺法检测尿液血红蛋白假阳性的因素有哪些？应该如何处理？

（3）运用所学知识，设计两种方法对尿液中的维生素C进行破坏，写出原理及具体实施步骤。

实验十 尿液肌红蛋白定性检查

【目的】熟悉氨基比林法检查尿液肌红蛋白的方法，原理及注意事项。

【原理】肌红蛋白的结构与血红蛋白相似，两者均有亚铁血红素，具有类过氧化物酶样活性，以催化过氧化氢作为电子受体使色原氧化呈色，其颜色的深浅与血红蛋白或肌红蛋白的含量成正比，借此检出血红蛋白或肌红蛋白。但肌红蛋白可溶于80%的饱和硫酸铵溶液中，而血红蛋白和其他蛋白质在该溶液中则发生沉淀，借此分离与鉴别。

【材料】

1. 器材 离心机、试管。

2. 试剂 硫酸铵、50g/L氨基比林乙醇溶液、3%过氧化氢溶液。

3. 标本 新鲜尿液。

【操作】

1. 尿液蛋白质定性 首先以磺柳酸法进行尿液蛋白质定性试验，如果阴性则无须进行以下

笔记

试验直接报告结果为阴性，如果阳性则继续以下试验。

2. 加硫酸铵　于试管中加入新鲜尿液 5ml，缓缓加入硫酸铵 2.8g，同时轻微振荡溶解。

3. 离心　静置 5min，离心沉淀血红蛋白和其他蛋白质，观察上清液的变化，将上清液移入新试管。

4. 加混合试剂　将 50g/L 氨基比林乙醇溶液与 3% 过氧化氢的混合试剂（临用时等量混合）沿新试管管壁缓缓加入试管内，使之与尿液形成接触面。

5. 观察结果　立即观察两液界面的颜色变化。①阴性：3min 后无颜色变化出现。②阳性：形成淡紫色到淡蓝色环为阳性。

【参考区间】阴性。

【注意事项】

1. 标本

（1）尿液必须新鲜，以防肌红蛋白变性造成假阴性。

（2）卟啉、尿黑酸、药物及染料等可致尿液颜色很深，但不被磺柳酸沉淀，亦属阴性。

2. 操作

（1）加入硫酸铵一定要缓慢，以防局部硫酸铵浓度过高，将肌红蛋白沉淀。

（2）为了达到完全沉淀，可将尿液用 NaOH 溶液调至 pH 为 7.0 ~ 7.5。

（3）本法仅为尿液肌红蛋白检查的筛检试验，部分正常人此试验可出现假阳性，如要进一步鉴别可采用免疫学方法。

【实验讨论】

（1）尿液肌红蛋白检测时加入硫酸铵为什么一定要缓慢？

（2）尿液肌红蛋白检测前为什么要先用磺柳酸法进行蛋白定性？

（3）比较尿液肌红蛋白与尿液血红蛋白检测的异同点。

实验十一　尿液含铁血黄素定性检查

【目的】熟悉尿液含铁血黄素定性检查的方法，原理及注意事项。

【原理】含铁血黄素是含铁的棕色色素，是一种不稳定的铁蛋白聚合体。尿液中含铁血黄素的高价铁离子与亚铁氰化钾结合，在酸性环境中发生普鲁士蓝反应产生蓝色的亚铁氰化铁沉淀，显微镜观察为蓝色闪光颗粒。

【材料】

1. 器材　离心机、显微镜、试管、载玻片。

2. 试剂

（1）20g/L 亚铁氰化钾水溶液　亚铁氰化钾 2g，溶于 100ml 蒸馏水中，加热助溶，新鲜配制。

（2）3%（V/V）盐酸。

3. 标本　新鲜尿液。

【操作】

1. 离心尿液　取混匀的新鲜尿液 10ml，2000r/min 离心 5min，弃去上清液。

2. 普鲁士蓝反应　在沉淀物中加入新鲜配制的亚铁氰化钾及盐酸溶液各 2ml，充分混匀后室温下静置 10min。

笔记

3. 离心 以2000r/min离心5min，弃去上清液。

4. 沉淀物涂片 取沉淀物涂片，先用低倍镜浏览全片，再用高倍镜仔细观察。

5. 结果观察

（1）阴性：未发现蓝色闪光颗粒。

（2）阳性：如有分散或成堆的1～3μm大小的蓝色闪光颗粒，即为尿液含铁血黄素试验阳性。如果细胞内有蓝色闪光颗粒则更为可靠。

【参考区间】阴性。

【注意事项】

1. 容器 所有用具，试剂必须清洁无铁剂污染，以防假阳性。

2. 试剂 试剂一定要新鲜配制，以免失效造成假阴性。

3. 操作

（1）每次检查应作阴性对照，如果亚铁氰化钾与盐酸混合后即出现深蓝色，提示试剂已污染，不宜使用。

（2）加入盐酸过少，易出现假阴性，有时需加1～2滴浓盐酸，以提高检出率。

尿液含铁血黄素定性检查以首次晨尿的阳性检出率较高，尤其是阵发性睡眠性血红蛋白尿（PNH）病人最好留取晨尿或长时间睡眠后的尿液标本，且需多次检查。

溶血初期，尿液隐血试验可出现阳性，但此时尚未形成含铁血黄素，本试验可阴性。含铁血黄素颗粒直径大于1μm，显微镜下方可观察到。所以含铁血黄素试验阴性，不能完全排除血管内溶血，最好结合尿液隐血试验。

【实验讨论】

（1）影响尿液含铁血黄素定性检查的因素有哪些？如何控制？

（2）PNH的病人是否做尿液含铁血黄素定性检查一定是阳性？

（3）Rous试验所用的试剂为何要新鲜？

实验十二 尿液卟啉及卟胆原定性检查

一、尿液卟啉定性检查

【目的】了解尿液卟啉定性检查的方法，原理及注意事项。

【原理】尿液中卟啉类化合物在酸性条件下，用乙酸乙酯提取，经紫外线照射可呈现红色荧光。

【材料】

1. 器材 紫外线灯管、中试管。

2. 试剂 1份乙酸和4份乙酸乙酯混合后备用。

3. 标本 新鲜尿液。

【操作】

1. 加试剂 取5ml尿液加入试管中，再加入试剂3ml，加塞，充分振荡混匀，静置片刻，观察尿液与乙酸乙酯分层情况。

2. 结果观察 待尿液与乙酸乙酯分层后，吸取上层提取液，在紫外线灯下观察提取液的荧光。尿液卟啉定性检查结果判断与报告见表2－8。

笔记

表 2-8　尿液卟啉定性检查结果判断与报告

反应现象	报告方式
照射后发蓝色荧光	-
照射后发紫色荧光	+
照射后发粉红色荧光	+ +
照射后发红色荧光	+ + +

【参考区间】 阴性。

【注意事项】

1. 标本　尿液标本必须新鲜，并置于棕色瓶中避光保存。

2. 操作

（1）尿液中的许多干扰物质影响本试验，可采取下列方法进一步证实。将提取液移至另一具塞的玻璃试管中，加入 30mol/L 盐酸溶液 0.5ml，充分振摇后，卟啉荧光则移至底层残液中，如为干扰物质则荧光仍留在上层乙酸乙酯中。

（2）因卟啉产生的荧光随着时间的延长，逐渐加深，故吸取提取液后要在 30 秒内观察结果。

二、尿液卟胆原定性检查

【目的】 了解尿液卟胆原定性检查的方法，原理及注意事项。

【原理】 在酸性环境中，尿液卟胆原与对二甲氨基苯甲醛作用，生成红色醛化物。尿液中尿胆原和吲哚类化合物可干扰此反应。但尿液卟胆原的红色醛化物不能从酸性溶液中用氯仿或正丁醇提取，而尿胆原的红色醛化物可溶于氯仿或正丁醇中，其他醛反应性物质也可用正丁醇抽提除去。

【材料】

1. 器材　滴管、具塞玻璃试管、吸管。

2. 试剂

（1）改良 Ehrlich 试剂：对二甲氨基苯甲醛 2g，溶于 80ml 蒸馏水中，缓慢加入浓盐酸 20ml，混匀后置棕色瓶中保存备用。

（2）饱和乙酸钠溶液：乙酸钠 150g 溶于 100ml 热蒸馏水中（60℃ ~70℃）。

（3）氯仿，正丁醇。

3. 标本　新鲜尿液。

【操作】

1. 加 Ehrlich 试剂　取 2ml 新鲜尿液加入具塞的玻璃试管中，加入 Ehrlich 试剂 2ml，振荡混匀，静置 2 ~3min。

2. 观察结果　加饱和乙酸钠溶液 4ml，混匀。如有卟胆原、尿胆原或吲哚类化合物，均为红色。若无红色则报告为阴性。

3. 振荡摇匀并静置　在显色的尿液中，加入氯仿 3 ~5ml，加塞，用力振摇 1min，静置分层或离心沉淀分层。

4. 结果观察

（1）如上层即尿液层为红色，表示有卟胆原；如为橙黄色或仅为粉红色，判为阴性。

（2）如上层无色，下层即氯仿层为红色，则为尿胆原。

（3）如上、下层都显红色，可能卟胆原及尿胆原均有，亦可能是上层中尿胆原未被氯仿提净。可将上层尿液吸入另一具塞玻璃试管中，再加氯仿少许，振摇抽提，如氯仿层呈红色，尿

笔记

液层无色，则为尿胆原。

（4）如果加入氯仿抽提后上层仍呈红色，则吸取上层红色尿液至另一具塞玻璃试管中，加入正丁醇2～3ml，加塞振摇1min，静置分层。如下层（尿液层）仍呈红色，则为卟胆原。

【参考区间】 阴性。

【注意事项】

1. 标本 尿液卟胆原不稳定，易转变为红黑色的胆色素。因此，尿液标本须新鲜避光保存。

2. 操作

（1）乙酸钠溶液必须为饱和液，否则不能使尿胆原形成的红色醛化物全部抽提至氯仿层。

（2）醛试剂不仅与卟胆原起反应，还可与其他物质起反应。因此，试验时控制反应酸度和加氯仿、正丁醇，除去非卟胆原色素，从而可特异性地检查出卟胆原。尿液中如有巯基化合物可抑制呈色反应。

（3）本法检查尿液卟胆原灵敏度为60mg/L，当卟胆原浓度过高时，可将尿液稀释25～100倍后再检查，以减轻或清除干扰物的影响。

【实验讨论】

（1）尿液卟啉及卟胆原检查对标本有何要求？为什么？

（2）影响尿液卟胆原检查的因素有哪些？如何控制？

（3）分析尿液卟胆原检查中各试剂的作用。

实验十三　乳糜尿定性检查

【目的】 了解乳糜尿定性检查的原理，方法及注意事项。

【原理】 乳糜尿是由脂肪颗粒与蛋白质组成的乳糜状浑浊尿。以脂溶性有机溶剂（乙醚、氯仿）萃取尿液中的乳糜微粒或脂肪小滴后乳糜尿变澄清，即为乳糜试验阳性。乳糜尿中脂肪小滴可用脂溶性染料使之着色，在显微镜下观察识别。

【材料】

1. 器材 试管、蒸发皿、显微镜、水浴箱。

2. 试剂

（1）乙醚（AR）。

（2）苏丹Ⅲ染液　将1药匙苏丹Ⅲ粉末溶于95%乙醇（10ml）和冰乙酸（90ml）的混合液中，混匀，使之溶解。

3. 标本 新鲜尿液。

【操作】

1. 肉眼观察 肉眼观察尿液是否浑浊呈乳白色牛奶状，如外观澄清透明的尿液则直接报告为阴性；如外观浑浊呈白色牛奶状则继续进行以下试验。

2. 萃取 取尿液5ml，加乙醚2～3ml，用力混合振荡数min后，使乳糜微粒溶解于乙醚中。

3. 离心 静置数min后，2000r/min离心5min。

4. 隔水蒸干 取乙醚层置于蒸发皿中，隔水蒸干。

5. 染色 取少许蒸干后的沉渣涂片，加苏丹Ⅲ染液1滴染色。

6. 观察结果 低倍镜下观察是否有红色的脂肪小体（必要时可高倍镜观察），如有大小不

笔记

等的红色球形小体，即为乳糜尿阳性。

（1）阴性：显微镜下未见到红色的脂肪小体。

（2）阳性：显微镜下见到大小不等的红色球形小体。

【参考区间】 阴性。

【注意事项】

1. 操作　尿液中加入数滴饱和 NaOH，再加乙醚有助于乳糜微粒的萃取。

2. 与其他浑浊尿的鉴别　乳糜尿与过多的盐类结晶或脓尿外观不易鉴别，结晶尿加热或加酸后浑浊消失，脓尿显微镜检查有大量白细胞借此鉴别。

3. 注意　本试验阳性应注意在尿沉渣中查找微丝蚴。也可将标本静置后，取中层（乳糜状或粉红色，并有小凝块漂浮其中）的凝集物观察是否有微丝蚴。

【实验讨论】

（1）乳糜试验的关键环节有哪些？如何控制？

（2）哪些疾病可导致乳糜试验阳性？

实验十四　尿液人绒毛膜促性腺激素定性检查

【目的】 掌握尿液人绒毛膜促性腺激素（hCG）的胶体金检查方法，原理及注意事项。

【原理】 用 2 个抗人 β－hCG 单克隆抗体，将一个抗体吸附于硝酸纤维素薄膜上，另一个抗体结合于金溶胶颗粒表面。检测时把试带下端浸入尿液中一定时间后取出，通过层析作用，使尿液中 hCG 先与胶体金标记的 β－hCG 单抗结合，待行至膜上固定的 hCG 抗体线（检测线处）时，形成抗体－hCG－金标抗体的夹心式复合物，试带上显紫色条带为阳性。

【材料】

1. 试剂　商品化的尿液人绒毛膜促性腺激素检查试剂盒。

2. 标本　新鲜尿液。

【操作】

1. 插入试带　沿铝箔袋切口部位撕开，取出试带，将试带标有箭头的一端插入尿液中，插入深度不可超过标志线 MAX，至少 5 秒后取出平放。

2. 结果观察　5min 内肉眼观察结果。

（1）阴性：试带上仅有控制线为紫红色。

（2）阳性：试带上控制线和检测线均显紫红色。

（3）弱阳性：试带上控制线为紫红色，检测线为浅红色。

（4）无效：试带上控制线和检测线均不显色，表明试带失效。

【参考区间】 非妊娠期健康女性：阴性；妊娠期健康女性：阳性。

【注意事项】

1. 标本

（1）尿液要新鲜，最好采用晨尿进行检查，如尿液不能及时送检，应置 4℃ 冰箱，测试前注意复温。

（2）不宜使用有严重蛋白尿、血尿、菌尿的标本，以免干扰结果的准确性。

2. 操作　不同试剂盒的检测方法有差异，以配套说明书为准。一般试带均要求在 5min 内肉眼观察结果，试带在 10min 后显示的结果无临床意义。

宫外孕时尿液 hCG 较正常妊娠阳性率低，对于极弱阳性应隔日再留取晨尿复查，或进行其

笔记

他检查，以防引起严重并发症。

【实验讨论】

（1）尿液 hCG 检测为何最好用晨尿？

（2）如何控制胶体金法检测尿液 hCG 的质量？

（3）以胶体金法检测尿液 hCG 是阴性是否可以排除怀孕的可能？阳性是否一定是怀孕？

（姜忠信）

实验十五　尿液有形成分检查

一、非染色显微镜检查法

【目的】 掌握尿液非染色显微镜检查的方法及内容。

【原理】 在显微镜下观察尿液细胞、管型、结晶、细菌、寄生虫等各种有形成分，根据其形态特征识别并记录其在显微镜一定视野内（或换算为一定体积尿液中）的数量。

【材料】

1. 器材　10 ml 有盖或无盖的尿沉渣刻度离心管、载玻片、盖玻片（18mm × 18mm）、滴管、离心机、标准化尿液有形成分定量计数板、普通光学显微镜。

2. 标本　新鲜尿液。

【操作】

1. 未离心尿液直接涂片法

（1）混匀尿液：将尿液标本充分混匀。

（2）制备涂片：用滴管取混匀的尿液 1 滴于载玻片上，轻加盖玻片，注意防止产生气泡。

（3）显微镜检查：先用低倍镜观察全片细胞、管型等有形成分的分布情况，再用高倍镜确认。细胞应在高倍镜下观察计数至少 10 个视野，管型应在低倍镜下观察计数至少 20 个视野；结晶按其分布范围所占高倍镜视野的比例进行报告。

（4）结果报告

1）细胞：最低数 ~ 最高数/高倍视野（HPF）报告。

2）管型：最低数 ~ 最高数/低倍镜视野（LPF）报告。

3）结晶、细菌及真菌：按高倍镜视野中分布范围估计报告，常用“+”表示（表 2－9）。

4）真菌：以是否查见菌丝或孢子报告，同时孢子还应按结晶的报告方式报告其量（表 2－9）。

表 2－9　尿液结晶、细菌及真菌的报告方法

成分	－	±	+	+ +	+ + +	+ + + +
结晶	0		占视野 1/4	占视野 1/2	占视野 3/4	满视野
细菌及真菌	0	散在于数个视野	各个视野均可见	数量多或呈团块状集聚	难于计数	满视野

5）寄生虫：以查见与否报告。

2. 离心尿液涂片法

（1）离心尿液：取充分混匀的新鲜尿液倒入有盖或无盖的尿沉渣刻度离心管至 10 ml 刻度处，水平离心 5min（离心半径 15cm，1500r/min），要求相对离心力（RCF）约为 400 g。

（2）留取尿沉渣：手持离心管45°～90°一次性倾去上清液，用滤纸拭干离心管口，保留管底尿沉渣约0.2ml。由于尿沉渣刻度离心管管底有一个向下的“凸头”，尿沉渣离心后集中在“凸头”内不易被倒出。

（3）制备涂片：轻轻混匀尿沉渣，用滴管取1滴（约50μl）置载玻片上，加盖玻片（18mm×18mm），显微镜检查。

（4）显微镜检查：同未离心尿液直接涂片法。

（5）结果报告：同未离心尿液直接涂片法，需要注意的是应注明“离心取沉渣”。

3. 标准化尿液有形成分定量计数板法

（1）标准化尿液有形成分定量计数板：标准化尿沉渣计数板为特制的一次性硬质塑料计数板，每块板上有10个计数室，每个计数室内有10个大方格，每个大方格又分为9个小方格，计数室高为0.1mm，每个大方格面积为$1mm^2$，故其容积为$0.1mm^3$，即0.1μl，每个标本用1个计数室。

（2）制备尿液标本：对于清晰透明尿液，采用离心浓缩法；如尿液有形成分含量丰富，可直接显微镜检查测定。

（3）充入定量计数板：取混匀的尿沉渣充入定量计数板的计数室。

（4）计数有形成分：在低倍镜下观察计数10个中方格内的管型总数，在高倍镜下观察计数10个中方格内的细胞总数，计算1μl尿液中某种细胞或管型的数量。

【参考区间】 尿液有形成分的参考区间见表2－10。

表2－10　尿液有形成分的参考区间

方法	红细胞	白细胞	透明管型	上皮细胞	结晶	细菌和真菌
未离心尿液直接涂片法	0～偶见/HPF	0～3/HPF	0～偶见/LPF	少见	少见	—
离心涂片法	0～3/HPF	0～5/HPF	0～偶见/LPF	少见	少见	
标准化定量计数板法	男0～5/μl 女0～24/μl	男0～12/μl 女0～26/μl	0～1/μl （不分性别）	少见	少见	极少见
尿液有形成分定量计数仪法	男0～4/μl 女0～5/μl	男0～5/μl 女0～10个/μl	0～1/μl （不分性别）	难于检出	难于检出	难于检出
1小时尿液有形成分排泄率（成人）	男性＜3万/小时；女性＜4万/小时	男性＜7万/小时，女性＜14万/小时	＜3400/小时 （不分性别）	难于检出	难于检出	难于检出

【注意事项】

1. 器材

（1）必须使用尿沉渣刻度离心管、盖玻片等专用器材。

（2）容器需清洁干燥，限一次性使用。

2. 标本

（1）推荐采用清晨空腹第一次中段尿，因其经过长时间浓缩，便于有形成分的检出。急诊标本可用随机尿。

（2）尿液标本要新鲜，采集后应在2小时之内检查完毕，以防有形成分被破坏。如不能及时检测，可加甲醛2滴/10～30ml尿液混匀后置4℃冷藏保存。

（3）女性病人应清洁外阴后留中段尿，以防混入阴道分泌物。

（4）对正常排尿困难的病人，可采用膀胱导管或穿刺法采集尿液标本。

（5）需鉴别“肾小球性”与“非肾小球性”血尿时，最好采集第二次晨尿，以免因尿液

笔记

在膀胱内停留时间过长而影响尿液红细胞大小形态，能较准确反映泌尿系统疾病性质。

3. 操作

（1）加盖玻片时，应注意避免产生气泡。

（2）如因非晶形尿酸盐造成尿液浑浊，可先于37℃水浴加热，待浑浊消失后再行显微镜检查。

（3）尿液有形成分非染色显微镜检查时应采用稍弱的光线，光线过强可使透明管型等漏检。

（4）显微镜检查时，应遵循先用低倍镜通览全片，后用高倍镜仔细辨认的原则，并应按照标准化要求观察足够的视野范围，即检查细胞应观察至少10个HPF，检查管型应观察至少20个LPF。

（5）注意红细胞与真菌孢子、脂肪球、球形草酸钙结晶等类似物的鉴别见表2－11。

表2－11　尿液红细胞与类似沉淀物的鉴别

鉴别内容	红细胞	真菌孢子	脂肪球	球形草酸钙结晶
形态	淡红色，圆盘状	无色，椭圆形	无色，正圆形	圆或椭圆形
折光性	弱	强	强	强
大小	一致	不一致	明显不一致	不一致
排列	无规律	芽状，单个或链状	散在	常与典型信封样、草酸钙结晶并存
加蒸馏水 *	破坏	不破坏	不破坏	不破坏
化学试验	OBT（＋）	OBT（－）	苏丹Ⅲ染色（＋）	OBT（－）

＊加5倍量以上，与尿液混匀振荡15min，再离心沉淀显微镜检查观察。

（6）显微镜检查如发现红细胞，应描述其形态，并对异形红细胞应做形态分类，以鉴别肾小球性及非肾小球性血尿。

（7）计数时要注意有无细菌、滴虫、黏液丝及其他异常巨大细胞等，男性标本还要注意有无精子及磷脂酰胆碱小体等。

【实验讨论】

（1）尿液非染色显微镜检查中各种有形成分的形态特点有哪些？

（2）尿液标本检测前的质量控制应如何进行？关键环节有哪些？

二、染色显微镜检查法

【目的】掌握Sternheimer－Malbin（S－M）染色显微镜检查的方法和尿液各种有形成分的形态特征。

【原理】利用结晶紫和沙黄对尿沉渣进行染色，使有形成分染成不同的颜色，易于镜下观察识别，提高检出率和准确性。

【材料】

1. 器材　同非染色法尿沉渣显微镜检查。

2. 试剂

（1）染色贮存液：①A液，取结晶紫3.0 g，草酸铵0.8 g，溶于95%乙醇20 ml，蒸馏水80ml中，冷藏保存。②B液，取沙黄O（safranin O）0.25 g溶于95%乙醇10ml，蒸馏水100ml中。

（2）染色应用液：A液和B液按3∶97的比例混合，过滤后贮存于棕色瓶中冷藏保存，室温下可保存3个月。

3. 标本　新鲜尿液。

【操作】

1. 标本准备

（1）离心尿液：取充分混匀的新鲜尿液倒入有盖或无盖的尿沉渣刻度离心管至10 ml刻度处，水平离心5min（离心半径15cm，1500r/min），要求相对离心力（RCF）约为400g。

（2）留取尿沉渣：手持离心管45°～90°一次性倾去上清液，用滤纸拭干离心管口，保留管底尿沉渣约0.2ml。由于尿沉渣刻度离心管管底有一个向下的“凸头”，尿沉渣离心后集中在“凸头”内不易被倒出。

2. 染色　于0.2ml尿沉渣试管中加入1滴（约50μl）染色应用液，混匀，静置染色3min。

3. 涂片　将上述标本轻轻混匀后，取1滴（约50μl）置载玻片上，轻加18mm×18mm盖玻片，镜查。

4. 显微镜检查　先用低倍镜观察全片细胞、管型等有形成分的分布情况，再用高倍镜确认。细胞应在高倍镜下观察计数至少10个视野，管型应在低倍镜下观察计数至少20个视野；结晶按其分布范围所占高倍镜视野的比例进行报告。

5. 结果判断

（1）红细胞：染成淡紫色。

（2）多形核白细胞：有浓染细胞、淡染细胞和闪光细胞，浓染细胞的胞质染淡红色、核染成橙红色，胞质内可见颗粒，为老化或死亡的白细胞；淡染细胞的胞质不着色、核染蓝色；闪光细胞染淡蓝色或几乎无色、胞质内颗粒呈布朗运动。

（3）上皮细胞：胞质染淡红色、核染紫红色。

（4）管型：透明管型、颗粒管型染粉红色或淡紫色；细胞管型染深紫色。

（5）滴虫：染蓝色或紫色、易见鞭毛。

（6）细菌：活的细菌不着色或染淡红色；死菌染紫色。

【参考区间】染色后显微镜检查参考区间见表2-10。

【注意事项】除尿液非染色显微镜检查的注意事项外，还需注意以下问题：

（1）染色时间要恰当，染色时间过久可引起淡染细胞向浓染细胞转化，闪光细胞失去布朗运动的特点，有碍识别。

（2）胆红素尿时，有形成分可被染成黄色，掩盖其真实的颜色，应注意区分。

（3）染色法显微镜检查观察尿液有形成分以采用强光为宜。

（4）注意染液沉渣与尿液有形成分的鉴别。

【实验讨论】

（1）对尿沉渣未染色和染色检查方法进行方法学评价。

（2）染色法与未染色法尿液各种有形成分的形态特点有何不同？

三、尿液有形成分定量计数仪法

【目的】熟悉尿液有形成分定量分析法仪器设备的工作原理和工作方式。

【原理】尿液有形成分定量计数仪主要由流动计数室、显微镜和计算机控制系统组合而成。流动计数室的大小与标准的载玻片相同，用激光刻有4个大格（容积为1μl），每个大方格又分为25个小方格，每个小方格容积为0.01μl。

尿液有形成分定量计数仪的自动进样系统定量吸入尿沉渣，并使其重新悬浮于流动计数室内，其中有5μl在流动计数室的中央视野中，该视野可被显微镜观察到。通过观察细胞、管型等的形态特征并计数一定视野范围，以达到定量的目的。

笔记

【材料】

1. 器材 10 ml 尿沉渣刻度离心管、离心机、尿液有形成分定量分析仪。

2. 标本 新鲜尿液。

【操作】

1. 启动仪器 连接好流动计数室、显微镜和计算机控制系统，接通电源，仪器准备就绪。

2. 准备尿液标本 过程同非染色法和染色法尿液有形成分显微镜检查。

3. 进样 把混匀的尿沉渣置入仪器进样口，按动进样键。

4. 计数有形成分 观察流动计数室中央视野中的有形成分。计数 1 个小方格内细胞数，结果乘以 100 或计数 10 个小方格内的细胞总数乘以 10，换算出 1μl 尿液中的细胞数。计数 1 个大方格内的管型数，结果乘以 4，即换算出 1μl 尿液中的管型数。

【参考区间】尿液有形成分定量计数仪法的参考区间见表 2－10。

【注意事项】

1. 仪器维护 仪器特别是进样装置要定期维护、清洁和消毒。

2. 其他 对尿液标本、器材、操作方法及结果报告的要求，同非染色尿液显微镜检查。

【实验讨论】

（1）如何评价尿沉渣检查方法。

（2）尿沉渣检查采用定量计数有何意义？

（3）如何对尿液有形成分定量检查进行质量控制？

四、1 小时尿液有形成分排泄率测定

【目的】熟悉 1 小时尿液有形成分排泄率测定的方法和内容。

【原理】准确留取 3 小时的全部尿液。取一定量混匀尿液离心，留取一定体积的沉渣液，混匀后充入计数室，计数一定体积尿沉渣中的细胞和管型数，然后换算成 1 小时尿液中相应的细胞、管型的数量。

【材料】

1. 器材 量筒、刻度离心管、滴管、改良 Neubauer 血细胞计数板、离心机。

2. 标本 新鲜尿液。

【操作】

1. 采集标本 在正常生活不受限制的情况下，准确采集上午 6～9 时（即早晨准 6 时排空尿液后，采集 6 时至 9 时之间的全部尿液）共 3 个小时的尿液标本。

2. 记录标本量 用量筒准确测定 3 小时内的全部尿量并记录。

3. 离心尿液 取充分混匀的尿液 10ml 置刻度离心管内，1500 r/min 离心 5min。

4. 去上清 用吸管吸去上层尿液 9ml，留底部 1 ml。

5. 充液计数 充分混匀离心管底部尿沉渣，用滴管取混匀尿沉渣液 1 滴充入改良 Neubauer 血细胞计数板的计数室，细胞计数 10 个大方格，管型计数 20 个大方格。

6. 计算

$$1\text{ 小时细胞数} = 10\text{ 大格细胞总数} \times \frac{1000}{10} \times \frac{3\text{ 小时尿总量(ml)}}{3}$$

$$1\text{ 小时管型数} = \frac{20\text{ 大方格管型总数}}{2} \times \frac{1000}{10} \times \frac{3\text{ 小时尿总量(ml)}}{3}$$

1000 为每 ml 尿液换算成的 μl 数，10 为尿液浓缩倍数。

【参考区间】1 小时尿液有形成分排泄率测定参考区间见表 2－10。

笔记

【注意事项】

1. 器材

（1）容器应清洁干燥。

（2）改良 Neubauer 血细胞计数板和专用盖片必须符合标准化要求。

2. 标本

（1）尿液应新鲜，且 pH 应在 6.0 以下，因在碱性尿液中血细胞和管型易溶解。

（2）被检尿液比重最好在 1.026 以上，低渗尿（低于 1.016）中细胞易破坏。

3. 操作

（1）在尿液离心前和将尿沉淀物充入血细胞计数室前均必须充分混匀，否则将影响计数的准确性。

（2）有形成分过多或过少时，可于离心去除上清时，调整管底剩余的尿量来达到浓缩或稀释的作用。

（3）尿酸盐过多并结晶析出时，可将尿液标本置于37℃下温育片刻使其溶解；如磷酸盐结晶析出时，可加 1～2 滴 1% 的乙酸将尿液 pH 纠正至 5.0 左右，以溶解磷酸盐结晶，但加酸量不宜过多，以免破坏红细胞和管型。

4. 生物安全

（1）尿液采集应采用有盖的一次性采样杯，防止尿液的污染。

（2）标本检测时需带医用手套，使用过的手套放入污物袋内集中进行无害化处理，防止检验人员发生医源性感染。

（3）使用后的载玻片立即浸入含有效氯 1000 mg/L 含氯消毒剂（如含有效氯为 5% 的 84 消毒液按 1∶50 配制）中浸泡 4 小时，再清洗干净、烘干。也可浸入洗涤剂或肥皂液中煮沸 15～30min，反复洗刷，沥干，37℃～60℃烘干。

（4）废弃尿液标本应倒入污物桶中，每 100ml 尿液加漂白粉 5g 或二氯异氰尿酸钠 2g，搅匀后作用 2～4 小时倒入厕所或粪池内。

（5）盛标本的一次性容器（包括尿杯、一次性尿沉渣刻度离心管等）使用后，存放于具有 2 层黄色塑料袋污物桶中，由专人运送至规定的污物处理场进行焚烧。

【实验讨论】

（1）1 小时尿液有形成分排泄率测定有何临床意义？

（2）为了防止医源性感染，尿液标本检查时应注意哪些生物安全防护？

实验十六　干化学尿液分析仪检查

【目的】掌握尿液干化学试带法的检测原理与影响因素，熟悉尿液干化学分析仪的操作使用。

【原理】尿液中化学物质与干化学试剂带上检测模块中的检测试剂发生颜色反应，其颜色及深浅程度因尿液中相应物质及其浓度不同而不同，仪器光源对该试剂模块进行照射时所产生光的吸收反射亦不同。颜色越深，吸收光越多，反射光越弱，反射率越小；反之，颜色越浅，吸收光越少，反射光越强，则反射率越大。仪器的球面积分仪将不同强度的反射光转换为相应的电信号，其电流强度与反射光强度呈正相关，结合空白和参考模块经计算机处理校正，最后以定性和半定量的方式报告检测结果。

【材料】

1. 器材 一次性尿杯、洁净试管，尿液干化学分析仪。

2. 试剂 尿液干化学检测试剂带，质控试剂带，人工尿液质控液（高浓度和低浓度各1份）商品试剂盒或自己配制见表2－12、表2－13。

3. 标本 新鲜尿液标本10ml。

表2－12 尿液干化学分析质控液配制表

内容	高值质控液		低值质控液		阴性质控液	
加入成分	加入量	含量（g/L）	加入量	含量（g/L）	加入量	含量（g/L）
氯化钠（AR级，下同）	10.0g	10.0	5.0 g	5.0	5.0	5.0g
葡萄糖	15.0g	15.0	3.0 g	3.0	0	0
尿素	10.0g	10.0	5.0 g	5.0	5.0	5.0
丙酮	2ml	1.6	0	0	0	0
肌酐	0.5g	0.5	0.5g	0.5	0	0
氯仿	5ml	5ml	5ml	5ml	0	0
30%牛血清蛋白	35ml	10	5.0ml	1.5	0	0
正常全血（Hb 130～150g/L）	0.1ml	0.013～0.015	0	0	0	0
蒸馏水加至（ml）	1000		1000	0	1000	

表2－13 尿液化学质控液预期值

检测项目	高值质控液	低值质控液	阴性质控液
pH	6	6	6
蛋白质	＋＋＋＋	＋＋	－
葡萄糖	＋＋＋	＋	－
酮体	＋	－	－
比重	1.020	1.006	－
隐血	±～＋＋	－	－

【操作】

1. 试剂带与仪器准备 开启仪器电源，开始自检过程，自检完成后进入测试状态。

2. 检测质控试剂带 将专用质控试剂带（仪器配套的质控试剂带）置于仪器检测槽内，启动测试键，待仪器打印出质控试剂带测试结果后，将打印值与定值结果对照，结果“吻合”后，取回质控试剂带保存。

3. 准备尿液标本 将尿液标本充分混匀，置于试管中。

4. 浸湿检测试剂带 将多联尿液干化学检测试剂带完全浸入尿液1～2秒，立即取出。

5. 沥去多余尿液 沿试管壁将试剂带上多余尿液沥除干净，必要时用滤纸吸去。

6. 比色与分析

（1）目视比色：与配套的尿液干化学试剂带标准色板目视比色，判定定性或半定量结果。

（2）干化学尿液分析仪分析：将尿液标本试剂带置于仪器检测槽内，启动测试键，仪器完成扫描试剂模块过程，打印出结果。

【参考区间】正常人在常规饮食情况下，尿液干化学试带法分析结果参考区间见表2－14。

表 2－14 尿液干化学试带法分析结果参考区间

项目	参考区间	项目	参考区间
酸碱度（pH）	5～7	尿胆原（URO）	阴性
比重（SG）	1.015～1.025	红细胞（RBC/ERY）或血红蛋白（Hb）	阴性
蛋白质（PRO）	阴性	亚硝酸盐（NIT）	阴性
葡萄糖（GLU）	阴性	白细胞（LEU	阴性
酮体（KET）	阴性	维生素 C（VitC）	20～100mg/L
胆红素（BIL）	阴性		

【注意事项】

（1）试剂带应根据厂家推荐的条件（如温度、暗处等）保存，在有效期内使用。不得将试剂带放在直射光下照射或暴露在潮湿环境中，应保存在厂商提供的容器中，不可更换保存容器。

（2）一次只取所需要量的试剂带，取出后立即将试剂带桶盖子盖好。手持试剂带时应注意不可直接触摸检测试剂带上的各反应检测模块，以免影响检测结果。试剂带一旦取出，检测剩余的试剂带不可放回试剂带桶中，也不可将各筒的试剂带混装。

（3）标本留取应使用一次性洁净尿液取样杯，防止非尿液成分混入。标本留取后，应在 1 小时内完成测试，测试前要充分混匀尿液。

（4）检测试剂带浸入尿液标本的时间应控制在 1～2 秒，所有试剂模块，包括空白模块和参比模块均应浸入尿液标本中，试剂带上过多的尿液应沥除干净。试剂带与尿液的反应时间，应严格按照说明书推荐的时间进行。

（5）仪器的最佳工作温度为 20℃～25℃，测试环境、尿液标本和试剂带均应维持在这个温度范围内。保持仪器试剂带检测槽清洁、无尿渍污物存留。保证测试光路无污物和灰尘阻挡。避免阳光等其他光源的直接照射、外源性振动和电源干扰。

（6）每天使用“高值”和“低值”两种浓度的质控尿液进行一次仪器测试，质控尿液任一模块的测定结果与“靶值”允许有 1 个定性等级的差异，超过此范围为失控。

（7）仪器校准

①开机校正：部分仪器开机后虽会自动校正，但每天检测前仍要采用仪器随机所带的校正试剂带进行测试校正，观察测定结果与校正试剂带标示结果是否一致，只有完全一致才能说明仪器处于正常状态。同时，观察仪器的检测速度、打印显示等是否正常。

②仪器和多联试剂带的精确度测试：取人工尿液质控液（“低值”和“高值”两种浓度各 1 份）和自然尿液标本（正常尿液和异常尿液各 1 份），连续检测 20 次，观察每份标本每次检测是否在靶值允许的范围内（一般每次检测最多相差一个定性等级）。

③特异性（Sp）和灵敏度（S）评价：将尿液干化学分析仪和传统显微镜及尿液理化检查结果进行对比，以传统法为参照，计算仪器检测的 Sp 和 S。Sp＝真阴性数/（真阴性数＋假阳性数）；S＝真阳性数/（真阳性数＋假阴性数）。

（8）结果分析

①必须了解所用试剂带各模块反应原理、药物干扰以及参考范围等，掌握试剂带检测每一成分的灵敏度和特异性。很多中间环节和干扰因素都可影响颜色变化而导致假阳性或假阴性，各检测项目的灵敏度、假阳性和假阴性原因分析。

②不同厂家的试剂带成分不同，反应呈色不同，检测灵敏度和特异性也不同。对于管型、白细胞等有形成分，应注意结合显微镜镜检进行对照。

③尿液干化学测定结果与传统湿化学法的差异：①尿糖测定：高比重、高酮体的尿液标本

笔记

可使试带法葡萄糖测定出现假阴性；葡萄糖氧化酶法测定尿糖的灵敏度比 Benedict 法高。②尿液蛋白测定：试带法以检测清蛋白为主，对球蛋白不灵敏。③尿液胆红素测定：试带法结果比 Harrison 法灵敏度低。④尿液白细胞检查：试带法只能测出有无中性粒细胞，而检测不到淋巴细胞和单核细胞。如在肾移植病人发生免疫排斥时，尿液中出现大量淋巴细胞，但由于其胞质无中性粒细胞酯酶，干化学试带法可为阴性。

⑤确证试验：必要时，试带法干化学检测尿液结果应做确证试验。①尿液葡萄糖的确证试验为葡萄糖氧化酶定量法。②尿液清蛋白的确证试验为磺基水杨酸法。③尿液胆红素的确证试验为 Harrison 法。④尿液红细胞、白细胞的确证试验为尿沉渣显微镜检查。

⑥尿液分析仪对血细胞的检测，与显微镜检查结果出现差异时的判定标准：肾脏病病人尿液中的红细胞常常被破坏，显微镜检查结果可为阴性，但尿液分析仪干化学试带法该项目是基于对血红蛋白的检测，结果是阳性，此时，应以尿液分析仪的检测结果为准。但是，某些病人尿液中含高活性不耐热的触酶时，也可导致尿液分析仪隐血阳性，此时应将尿液煮沸后（破坏不耐热的触酶）冷却再检测，以验证和排除触酶引起的假阳性。

⑦尿液干化学试带法检查仪是一个过筛检测，适用于健康普查和疾病筛检，不能完全替代尿液有形成分显微镜检查，特别是红细胞、白细胞、蛋白质、亚硝酸盐中任一项阳性，必须进行人工显微镜检查。对浑浊尿液、肾内科和泌尿外科病人要结合临床资料、显微镜检查和干化学检查结果三者来分析。

⑧尿液干化学测试结果应与理学、显微镜检查结果相结合，互相印证才能为临床提供有价值的信息。

实验十七　自动尿液有形成分分析仪检查

【目的】熟悉全自动尿液有形成分分析仪的原理、测定项目和注意事项。

【原理】

1. 流式细胞术尿液有形成分分析仪　尿液中的有形成分经荧光染料染色后，在鞘流液的作用下，单个纵向通过检测区，经激光照射后，各有形成分发出荧光、散射光和电阻抗信号，捕获、接收、转换、综合分析这些信号，能对各有形成分进行定性和定量，同时还可得到各有形成分的散点图，RBC、WBC 直方图和尿液中红细胞形态等信息。

2. 影像式尿液有形成分分析仪　仪器自动吸取未离心尿液标本，用数字摄像机自动捕获 500 幅照片，进行数字化图像分析。与仪器储存有 26000 幅图像的自动粒子识别（APR）软件进行比较分析，定量报告尿液中 12 种有形成分，包括 RBC、WBC、透明管型、未分类管型、白细胞聚集、鳞状上皮细胞、非鳞状上皮细胞、细菌、霉菌、结晶、黏液和精子等。

【材料】

1. 器材　流式细胞术尿液有形成分分析仪或影像式尿液有形成分分析仪。

2. 试剂　仪器配套的商品化试剂盒（含稀释液、鞘流液、染液和质控品）、校准品及质控物。

3. 标本　新鲜尿液标本 10ml。

【操作】各种仪器操作步骤不尽相同，操作前应仔细阅读仪器说明书。

1. 开启电源　仪器开始自检，按顺序检查微处理器、程序、温度与气压、机械部分测试等。

2. 本底和质控检测　自检无误后，仪器自动充液并进行液体本底测试。本底检测通过后，

笔记

自动进行高、低两个浓度水平的质控检测。质控检测结束后，测试数据保存到质控文档中。

3. 尿液标本检测　质控检测通过后才能进行标本检测，检测方式可选择手工或自动2种方式。如选择手动检测，把混匀的尿液标本置于进样口，按进样键，仪器完成检测过程。

4. 打印、分析报告单　分析报告单，结合尿液干化学结果，筛选异常标本进行人工显微镜复查。

5. 关机　吸入清洗液，执行关机程序。

【注意事项】

1. 测试环境　仪器最佳工作温度为20℃～25℃，相对湿度为30%～85%，避免电磁干扰。

2. 仪器保养　开机前对仪器进行全面检查，包括试剂、各种装置、废液桶及打印纸状态等。每天关机前用5%次氯酸钠清洗剂清洗仪器管道系统，每个月要清洗旋转阀和漂洗池，每年要检查、校正光学系统。

3. 标本　如果尿液标本细胞数大于2000个/μl时，会有细胞残留从而影响下一个标本的测定结果，其中白细胞残留更显著。尿液标本中若有较大的颗粒外来物，可引起仪器阻塞。对于流式细胞术尿液有形成分分析仪，如果尿液色素物质含量过高或标本添加防腐剂，会降低分析结果的可靠性。

4. 结果分析　尿液有形成分分析仪所具有的自动化、标准化、操作简单等优点是人工显微镜检测所无法比拟的；但是，还应该看到，有多种因素可导致仪器产生假阳性或假阴性，而且，仪器对尿液的某些有形成分不能准确识别，因此，尿液有形成分分析仪检测不能完全取代人工显微镜镜检，对于尿液有形成分分析仪检查提示有异常成分的尿液标本一定要进行人工显微镜检查复查。

（1）假阳性分析：细菌、类酵母菌、结晶等可致红细胞假阳性；黏液丝和黏液聚集可引起管型假阳性。

（2）假阴性分析：血管造影剂应用后尿液中红细胞不易被染料染色；服用四环素等类似荧光染料的药物、抗生素，以及尿液使用甲苯、甲醛、戊二醛等防腐剂均可影响红细胞检测；激光偏移、标本放置时间过久致红细胞溶解。

（3）仪器本身不能检出滴虫、药物结晶、影红细胞等有形成分；不能鉴别异常细胞，不能对病理管型进行分类。

【实验讨论】

（1）逐项分析影响干化学检测结果的因素有哪些，机制是什么？

（2）尿液有形成分分析仪检测结果与尿液干化学分析仪检测结果，哪些检测项目应相互参照，综合分析，为什么？

（田景惠）

笔记

第三章 排泄物与分泌物检验

实验一 粪便理学检查

【目的】掌握粪便理学检查内容，包括颜色、性状、寄生虫等。

【原理】肉眼观察粪便的颜色、性状及有无寄生虫等。

【材料】

1. 器材 一次性粪便标本容器、竹签。

2. 标本 新鲜粪便。

【操作】

1. 观察颜色和性状 打开一次性粪便标本容器，在光线适宜条件下肉眼观察粪便的颜色和性状，特别注意观察有无脓血和黏液。

2. 观察特殊成分 用竹签挑取粪便内、外多处，肉眼仔细观察粪便内有无黏液、寄生虫虫体、结石、异物等特殊成分。

【参考区间】①颜色：黄色、黄褐色；婴儿为黄色或金黄色。②性状：成形软便；婴儿较稀软。③无黏液及寄生虫体。

【注意事项】

1. 告知病人 详细告知病人标本留取的方法和注意事项；病人应按要求采集并留取标本。

2. 器材 ①标本容器应干燥、洁净、大小适宜，不吸水、不渗漏，不与粪便成分发生反应。②容器应有盖，便于开启、放置和黏贴标签，最好采用一次性粪便容器。③竹签应干燥、洁净，长短适宜。④一次性使用的商品化粪便容器最好带有粪便采集的器具。⑤容器和采集器具便于焚毁。

3. 标本 ①标本采集：用竹签或相应器具挑取指头大小（约5g）粪便标本，粪便标本采集要有代表性，应选择含有脓、血、黏液等病理成分处的标本，如无病理成分，可从粪便内、外多处取材。②标本运送：采集标本后应立即送检。③标本接收：应有粪便标本接收、拒收和记录制度，混入尿液、水等其他成分的粪便或不合要求的粪便标本不能接收。

4. 操作 肉眼观察要仔细，光线要明亮，如有必要可用竹签或相应器具挑开里层粪便标本观察。

5. 标本处理 应按照《临床实验室废物处理原则》（WS/T/249－2005）的方法处理实验后的残余标本和所用器械，以免污染环境和造成室内污染。如盛器为纸类物质，检查完毕后应批量用火焚毁；如盛器为瓷器、玻璃等器皿，应浸入5%甲酚皂溶液中24小时，或于0.1%过氧乙酸12小时，再将粪便倒入厕所；也可送医疗垃圾站统一处理，并做好记录。

6. 生物安全 粪便可能含有各种病原生物，应按潜在生物危害物质处理，标本的采集、运送、检查及处理等过程要符合实验室生物安全原则，注意个人生物安全防护，全部操作过程最好在生物安全柜中进行。

笔记

【实验讨论】

（1）粪便理学检查应如何做好实验室生物安全防护工作？

（2）粪便颜色和性状的观察对哪些疾病的诊断有帮助？

实验二　粪便显微镜检查

【目的】 掌握直接涂片显微镜检查的方法和粪便常见有形成分的形态特点。

【原理】 用生理盐水将粪便制备成薄涂片，在显微镜下观察粪便中的各种细胞、寄生虫卵、食物残渣、结晶等病理成分，并报告其粗略数量。

【材料】

1. 器材　一次性粪便标本容器、显微镜、载玻片、盖玻片、竹签。

2. 试剂　生理盐水。

3. 标本　新鲜粪便。

【操作】

1. 制备涂片　在洁净载玻片上滴加生理盐水1～2滴，用竹签挑取粪便中的异常部位或多处取材，与生理盐水混合制备成薄涂片，并加盖玻片。涂片的面积约占载玻片的2/3，其厚度以能透视纸上字迹为宜。

2. 显微镜检查

（1）先用低倍镜观察全片，观察有无寄生虫虫卵、原虫滋养体以及其他可疑异常成分。

（2）再用高倍镜检查至少10个视野，仔细观察有无血细胞、吞噬细胞等细胞，并对可疑虫卵、滋养体进行鉴别，对病理成分进行计数。

【参考区间】 无红细胞，无或偶见白细胞；无寄生虫卵；可见少量食物残渣。

【注意事项】

1. 标本　粪便标本应新鲜，及时送检及检查，否则可因pH及消化酶等影响而使粪便细胞成分破坏；检查阿米巴滋养体，应于排便后迅速送检，立即检查，冬季粪便标本要注意保温。

2. 操作

（1）标本采集：挑取标本要有代表性，应选择其中有脓、血、黏液等病理成分的标本，如无病理成分，可从粪便内、外多处不同部位取材。

（2）涂片制备：涂片应均匀，厚薄适宜。可多制备几张涂片，细胞检查以透过载玻片隐约可辨认书本上的字迹为宜，寄生虫卵检查应为厚涂片。涂片制备后最好盖上盖玻片，以免污染物镜。涂片制备后立即镜检，以防涂片变干。

（3）显微镜检查：转高倍镜时注意勿使镜头压坏盖玻片；涂片观察应先用低倍镜浏览全片，再按一定顺序，由上至下、由左至右，避免重复，每张涂片至少观察10个视野，提倡制备3～5张涂片检查，有疑问时可同时多人检查，提高阳性率。

（4）粪便有形成分：①注意植物纤维及其细胞与寄生虫卵、原虫滋养体、人体细胞相鉴别；注意虫卵与真菌孢子的区别。②如发现疑似包囊，在涂片上近盖玻片边缘滴加1滴碘液或其他染液，再于高倍镜下观察。③应注意有无肌纤维、弹性纤维、结缔组织、淀粉颗粒、脂肪滴等。④镜下发现脂肪滴时，可加1滴苏丹Ⅲ染液后（将1～2g苏丹Ⅲ溶于100ml 70%乙醇溶液）直接染色后显微镜检查，脂肪呈较大的或小的橘红色颗粒，也可呈红色球状颗粒。⑤夏科－莱登结晶为无色或浅黄色两端尖而透明具有折光性的菱形结晶，大小不一。⑥粪便细菌约占粪便净重的1/3，其中80%由大肠埃希菌、厌氧菌和肠球菌等正常菌群组成，而过路菌（如

笔记

产气杆菌、变形杆菌、铜绿假单胞菌等）不超过10%，芽孢菌和酵母样菌为常住菌，但不超过10%。⑦对米泔水样便，取标本制成悬滴标本，高倍镜下注意查找呈鱼群穿梭样运动活泼的弧菌；细菌鉴定可用革兰染色后油镜检查，但确诊仍需通过细菌培养。

3. 其他 见“粪便理学检查”的注意事项。

【实验讨论】

（1）提高粪便显微镜检查结果准确性和阳性率，应注意哪些问题？

（2）显微镜检查粪便中可以见到的寄生虫卵、原虫滋养体或包囊有哪些？各有何形态特点？

（3）粪便显微镜检查中如何鉴别红细胞、白细胞和吞噬细胞？

实验三　粪便隐血试验

一、单克隆抗体胶体金法

【目的】掌握粪便隐血试验单克隆抗体胶体金法和注意事项。

【原理】胶体金具有胶体化的性质，呈紫红色。特制的乙酸纤维膜上含均匀分布的胶体金标记的羊抗人Hb单克隆抗体和无关胶体金标记鼠IgG，膜的上端由上至下依次包被羊抗鼠IgG抗体和羊抗人Hb多抗。检测时，试纸条浸入被检的稀释粪便液中，粪便悬液通过层析的作用，沿着试纸条上行，如粪便中含有Hb，在上行过程中与胶体金标记羊抗人Hb单克隆抗体结合，待行至羊抗人Hb多抗体线时，形成金标记的抗人Hb单抗－粪Hb－羊抗人Hb多抗复合物，在纸条上显现一条紫红色线，即为隐血试验阳性；试剂带上无关胶体金标记鼠IgG随粪便悬液上行至羊抗鼠IgG处时，与之结合形成又一条紫红色线，为阴性对照线（试剂质控线），即隐血试验阳性时试剂带出现2条紫红色线，如果只显现1条紫红色线为隐血试验阴性，试剂带无紫红色线出现即说明已失效。

【材料】

1. 器材 一次性粪便标本容器、竹签、试管或载玻片。

2. 试剂 商品化试剂盒、蒸馏水。

3. 标本 新鲜粪便。

【操作】

1. 制备粪便悬液 取洁净干燥的小试管1支，加入0.5ml蒸馏水（或载玻片1张，滴加2～3滴蒸馏水），取粪便10～50mg，调成均匀混悬液。

2. 浸试剂带 将试剂带的反应端浸入粪便混悬液中，5min内观察试剂带有无颜色变化。

3. 结果判断与报告 粪便隐血试验结果判断及报告方式见表3－1。

表3－1　粪便隐血试验结果判断及报告方式

结果判断标准	报告方式
反应线和质控线同时呈现红色	阳性
只有质控线呈现红色	阴性
反应线与质控线均不呈色	试剂带失效

【参考区间】阴性。

【注意事项】

1. 病人准备 该法特异性强，不受动物血、食物、药物等干扰，检查前病人无须控制饮食。

2. 标本　粪便标本应新鲜，留取后时间过长，血红蛋白被细菌分解而导致假阴性。

3. 试剂　试剂盒要按说明书保存，注意有效期内使用。

4. 操作　标本制备时蒸馏水与粪便要混合均匀，粪便中血红蛋白太多可引起后带现象，此时可对标本进行50～100倍的稀释后，再检查；严格按照试剂盒说明书的要求操作，严格控制反应时间；质控线不出现红色，可能试剂带质量有问题，应该重新进行检查。

二、邻联甲苯胺法

【目的】掌握粪便隐血试验邻联甲苯胺法及注意事项。

【原理】血红蛋白的亚铁血红素有类似过氧化物酶的活性，能催化过氧化氢分解释放新生态氧，将受体邻联甲苯胺氧化成邻甲偶氮苯而显蓝色。

【材料】

1. 器材　一次性粪便标本容器、竹签、无菌棉签、滤纸或白瓷板。

2. 试剂

（1）10g/L邻联甲苯胺溶液：取邻联甲苯胺1g，溶于冰乙酸及无水乙醇各50ml的混合液中，置棕色瓶内，保存于4℃冰箱内可用2～12个周（若变为深褐色，应重新配制）。

（2）3%（V/V）过氧化氢（H_2O_2）。

3. 标本　新鲜粪便。

【操作】

1. 取标本　用竹签挑取少许粪便涂于无菌棉签（滤纸或白瓷板）上。

2. 加试剂　滴加10g/L邻联甲苯胺冰乙酸溶液及3% H_2O_2各2～3滴于棉签（滤纸或白瓷板）的粪便上。

3. 观察结果　加入试剂后立即观察结果。

4. 结果判断　邻联甲苯胺法结果判断见表3－2。

表3－2　邻联甲苯胺法结果判断

反应现象	结果判断
加入试剂2min后仍不显色	阴性
加入试剂2min内显蓝色	阳性
加入试剂10秒后，由浅蓝色逐渐变蓝色	+
加入试剂后初显浅蓝褐色，逐渐呈明显蓝褐色	++
加入试剂后立即呈现蓝褐色	+++
加入试剂后立即呈现蓝黑褐色	++++

【参考区间】阴性。

【注意事项】隐血试验化学法有10多种，每种方法灵敏度、特异性、影响因素不同，因此检查时应注意：

1. 病人准备　告诉病人实验前3天内应该禁食动物血、肉、肝脏及含叶绿素食物、铁剂、中药，维生素C等，以免产生假阳性或假阴性；病人遵医嘱饮食。

2. 器材　需清洁，不得有铁、铜等物，更不能沾污血迹或脓液，否则导致假阳性。用具（如试管、玻片、滴管）最好加热处理，以破坏污染的过氧化物酶。提倡在新制无菌的棉签上做试验，易于观察结果。

3. 试剂　H_2O_2不稳定，长时间存放可使反应减弱，导致假阴性，试验时应进行阳性对照

笔记

笔记

试验，或将 H_2O_2 滴在未染色的新鲜血涂片上（产生大量气泡时 H_2O_2 为有效）；邻联甲苯胺溶液保存应按要求，若变为深褐色，应重新配制。

4. 标本 标本采集应避开脓液或黏液的部分，否则导致假阳性。齿龈血、鼻出血、月经血等均也可导致假阳性；粪便应新鲜，立即送检，及时检查，以免灵敏度减低。

5. 操作 严格遵守操作规程，应做阳性和阴性对照，控制反应时间，加试剂后立即记录时间和观察结果，统一结果判断标准。

【实验讨论】

（1）如何做好粪便隐血试验化学法的质量控制？

（2）如何评价粪便隐血试验邻联甲苯胺法和单克隆抗体胶体金法的特异性和灵敏度？

（董　立）

实验四　阴道分泌物检查

一、阴道分泌物理学检查

【目的】掌握阴道分泌物理学检查的内容和方法。

【原理】通过理学方法对新鲜阴道分泌物进行检查，观察其颜色与性状，检测其 pH。

【材料】

1. 器材 无菌棉拭子、精密 pH 试纸。

2. 试剂 新鲜生理盐水。

3. 标本 新鲜阴道分泌物。

【操作】

1. 肉眼观察 仔细观察阴道分泌物的颜色和性状，颜色以无色、红色、黄色或黄绿色等表示，并报告；性状以透明黏性、脓性、血性、水样、奶油状或豆腐渣样等表示，并报告。

2. 检测 pH 用 pH 试纸检测阴道分泌物的酸碱度，记录其 pH，并报告。

【参考区间】无色稀稠状；pH 4.0～4.5。

【注意事项】

（1）标本采集前 24 小时，禁止性交、盆浴、阴道灌洗及局部用药等，以免影响检查结果。

（2）取材用的棉拭子，无菌刮板等必须清洁干燥，不黏有任何化学药品、润滑剂等。

（3）根据不同的检查目的选择合适的取材部位。一般采用生理盐水浸润的棉拭子自阴道的后部、宫颈管口等处取材。

（4）生理盐水应新鲜配制，防止杂菌生长，影响试验结果。

【实验讨论】

（1）阴道分泌物理学检查的操作注意事项有哪些？

（2）阴道分泌物的性状和颜色可有哪些异常改变？其临床意义是什么？

二、阴道分泌物显微镜检查

【目的】掌握阴道分泌物染色显微镜检查的方法和各种病理成分的形态特征。

【原理】

1. 湿片法 应用显微镜对阴道分泌物湿片进行检查，观察其清洁度和有无阴道毛滴虫、真菌。

2. 染色法　进行革兰染色，显微镜下观察阴道细菌形态、数量、比例，有无线索细胞、革兰阴性双球菌等。

【材料】

1. 器材　显微镜、载玻片。

2. 试剂　生理盐水、革兰染液、2.5mol/L KOH 溶液（140.28g KOH 溶于 1000ml 蒸馏水中）。

3. 标本　新鲜阴道分泌物。

【操作】

1. 湿片法

（1）涂片制备：取阴道分泌物涂于载玻片上，加 1 滴生理盐水，混合制成涂片。

（2）显微镜检查

1）清洁度检查：先用低倍镜观察，再换高倍镜观察，根据上皮细胞、白细胞（或脓细胞）、杆菌、杂菌的多少，按照阴道清洁度分级标准见表 3－3 来判断阴道分泌物清洁度，并以“Ⅰ～Ⅳ”方式报告结果

表 3－3　阴道清洁度判断标准

清洁度	阴道杆菌	上皮细胞	白（脓）细胞（个/HPF）	杂菌
Ⅰ	多	满视野	0～5	－
Ⅱ	中	1/2 视野	6～15	少
Ⅲ	少	少	16～30	多
Ⅳ	－	－	＞30	大量

2）毛滴虫检查：与清洁度检查同时进行。低倍镜观察时，若发现有无色透明比白细胞大 2～3 倍的呈波状或螺旋状运动的梨形或椭圆形虫体，再用高倍镜观察其形态。阴道毛滴虫呈梨形或椭圆形，无色透明，多为白细胞的 2～3 倍大小，在虫体前 1/3 处有一长圆形的细胞核，核的前端有 4 根前鞭毛和 1 根后鞭毛；有 1 根细长的轴柱由前端向后贯穿虫体并伸出体外，体侧有时能见到占体长 1/3～1/2 的波动膜，借以移动。

3）真菌检查：在阴道分泌物涂片上加 1 滴 2.5mol/L KOH，混匀后加盖玻片，先用低倍镜观察，若发现有菌丝样物，再换高倍镜识别，如见到单个或成群卵圆形无色透明的孢子、芽生或多个连成链状分枝状者即可报告“查见真菌菌丝或孢子”。

2. 染色法

（1）制备涂片　取阴道分泌物制备涂片，自然干燥。

（2）革兰染色　①加结晶紫液染 1min，水洗。②加碘液染 1min，水洗。③加脱色液，不时摇动 10～30 秒，至无紫色脱落为止，水洗。④加复染液，染 30 秒，水洗。⑤干燥后镜检。

（3）油镜观察：观察各种细胞成分及病原体。

1）病原体：如阴道毛滴虫、细菌（在油镜下观察 3～5 个视野的细菌染色情况、形态，并估计各种细菌的数量）、真菌。

2）细胞：观察阴道鳞状上皮细胞、多形核白细胞的数量和线索细胞。

（4）结果报告

1）湿片法：①白细胞、红细胞：以最低数～最高数/HPF 报告。②上皮细胞：以无、少许、1/2 视野、满视野等文字描述报告。③细菌：以所占高倍镜视野面积报告，未发现该种细菌/HPF 为（－）；占 1/4 HPF 为（＋）；占 1/2 HPF 为（＋＋）；占 3/4 HPF 为（＋＋＋）；满

笔记

视野/HPF 为（+ + + +）。④清洁度：根据阴道清洁度分级及判断标准报告阴道清洁度的级别。⑤阴道真菌：以“查见真菌孢子、菌丝”报告。⑥寄生虫：以查见与否报告。

2）染色法：①细菌：以查见阴道杆菌形态菌、阴道加德纳菌形态菌、弯曲弧菌形态菌的数量报告；淋病奈瑟菌以“查见细胞内或细胞外革兰阴性双球菌”报告，同时需报告细胞内或细胞外的双球菌数量。②阴道真菌：以“查见真菌孢子、假菌丝或菌丝”报告。③线索细胞：以阴性或阳性报告。④细胞：以阴道鳞状上皮细胞、多形核白细胞数量/每个油镜视野（oil immersion field，OIF）。

【参考区间】

1. 阴道清洁度　Ⅰ～Ⅱ度。

2. 细胞　无特殊细胞。

3. 细菌　阴道杆菌　6～30 个/ OIF 或 >30 个/OIF。无致病菌。

4. 线索细胞　阴性。

5. 阴道毛滴虫　无。

6. 真菌　无。

【注意事项】

1. 病人准备　①采集标本前 24 小时禁止性交、盆浴、阴道灌洗及局部用药等。②月经期间不宜进行阴道分泌物检测，以免影响检查结果。

2. 材料　实验所用器材应清洁干燥、无菌、无化学药品或润滑剂，生理盐水务必新鲜配制。

3. 染色　①染液应无污染，必须定期用革兰阳性和阴性指示菌染色检查染液质量。②严格遵守染色操作规程，注意染色标本涂片应厚薄适宜；厚涂片脱色时间应适当延长，否则革兰阴性菌染成阳性菌，冲洗应防止标本涂膜脱落。

4. 检查

（1）温度较低时对检查阴道毛滴虫的标本送检要采取保温措施，否则阴道毛滴虫活动能力明显减低或死去，使湿片法阳性检出率降低。

（2）由于淋病奈瑟菌易自溶，因此，采样后应及时送检，立即将涂片风干染色镜检。

（3）因涂片、细胞间的挤压、风干和染色等多种因素的影响，滴虫可发生形态的各种变形，应注意识别。

（4）观察时，应注意阴道病原体可单一感染，也可混合感染，因此，应用低倍镜观察全片，选择厚薄适宜的区域，湿片法用高倍镜、染色法用油镜检查，观察标准应一致，避免漏检。

（5）为了提高滴虫、真菌的阳性检出率，滴虫可采用生理盐水悬滴法检查，真菌可采用低速离心浓集法检查。

（6）检查滴虫、真菌时，应先用低倍镜观察全片（至少观察 20 个视野）。如发现疑似滴虫、真菌时，再转高倍镜鉴别确认。转高倍镜时注意勿使阴道分泌物污染镜头。注意观察速度以防涂膜干燥。

5. 生物安全　①标本检测时需带医用手套，使用过的手套放入污物袋内集中进行无害化处理，防止医源性感染。②使用后的载玻片立即浸入含有效氯 1000 mg/L 含氯消毒剂（如含有效氯为 5% 的 84 消毒液按 1:50 配制）中浸泡 4 小时，再清洗干净、烘干。也可浸入洗涤剂或肥皂液中煮沸 15min～30min，反复洗刷，沥干，37℃～60℃烘干。③废弃的阴道分泌物标本按每 100ml 加漂白粉 5g 或二氯异氰尿酸钠 2g 搅匀作用 2～4 小时后，倒入厕所或粪池内。④取样棉拭子等应统一存放于具有防漏两层黄色塑料袋污物桶中，可由专人运送至规定的特种污物处理场进行无害化焚烧处理。

实验五　精液检查

一、精液理学检查

【目的】 掌握精液理学检查的内容和方法。

【原理】 通过理学方法检查精液的量、性状、颜色、透明度和黏稠度、液化时间及其 pH。

【材料】

1. 器材　刻度吸管、尖底离心管、Pasteur 滴管、玻棒、计时器、水浴箱，pH 试纸（pH 5.5~8.5）。

2. 试剂　pH 试纸（pH5.5~8.5）。

3. 标本　新鲜精液。

【操作】

1. 观察颜色及透明度　肉眼观察刚排出的精液的颜色与透明度。

2. 测定液化时间　采集精液后记录采集时间，立即观察其是否凝固，然后将其置于 37℃水浴箱中，每 5~10min 观察 1 次精液的流动性，当精液由胶冻状变为流动液体时，停止计时，此过程所需的时间为液化时间。

3. 判断黏稠度

（1）滴管法：精液完全液化后，用 Pasteur 滴管吸入精液，然后让精液依靠重力滴落，观察拉丝长度，以判断黏稠度。

（2）玻棒法：用玻棒挑取液化精液，观察有无拉丝，观察拉丝长度，以判断黏稠度。

4. 测定精液量　精液液化后用 10ml 刻度吸管或尖底离心管测定全部精液体积。

5. 测定 pH　待精液液化后，用精密 pH 试纸测定精液 pH。

【参考区间】

1. 颜色及透明度　灰白或乳白色（久未射精可呈淡黄色），不透明。

2. 液化时间　15min 开始液化，极少超过 60min。

3. pH　7.2~8.0。

4. 黏稠度　拉丝长度 <2cm，呈水样，形成不连续小滴。

5. 量　1.5~6ml/次射精。

【注意事项】

1. 病人　采样前至少禁欲 3 天，但不超过 7 天。需连续 2~3 次检查者，2 次之间一般应间隔 1~2 周，但不超过 3 周。

2. 材料　盛器应干燥、洁净、大小适宜，容器应有盖，便于开启、放置和黏贴标签，不吸水、不渗漏和不能影响精子的活动和寿命，最好采用专门的一次性使用商品盛器；盛器必须注明病人姓名和（或）识别号，标本采集时间。

3. 标本　①标本采集：根据医嘱正确采集精液标本，收集全部精液，立即记录采集时间；某些塑料容器具有杀精子的作用，应避免。采集的精液若同时用于细菌培养，则必须无菌操作。②标本运送：采集标本后立即送检，不能超过 1 小时，送检及检查时应注意保温（20℃~40℃）。观察液化时间时应注意 37℃保温。③要有标本接收、拒收和记录制度。

笔记

4. 检查

（1）精液 pH 测定应在射精后 1 小时内完成，精液放置时间过长，可致其 pH 下降。

（2）精液黏稠度检测应在精液完全液化后进行。

（3）操作 建立 SOP 操作文件，严格按操作程序操作。

5. 生物安全 与所有体液标本一样，精液也必须按潜在生物危害物质处理。

二、精液显微镜检查

（一）精子活动率、活力和存活率检查

【目的】 掌握精子活动率、活力和存活率检查方法和注意事项。

【原理】 精液液化后，将精液滴在载玻片上，显微镜观察活动精子所占的百分率和精子的活动能力。精子死亡后，细胞膜的完整性受损，失去屏障功能，易于着色，对精子进行体外活体染色，根据精子是否着色判断精子是否存活。

【材料】

1. 器材 滴管、载玻片、盖玻片、推玻片、显微镜。

2. 试剂 5g/L 伊红 Y 染液（伊红 Y 5g，加生理盐水至 1000ml）。

3. 标本 新鲜液化精液。

【操作】

1. 精子活动率检查

（1）制片：将完全液化的精液标本混匀，取 1 滴于载玻片上，加盖玻片，静置片刻。

（2）显微镜检查：高倍镜下至少观察 5 个视野，观察 100 个精子，计数尾部有活动的精子数。

2. 精子活力检查

（1）制片：将完全液化的精液标本混匀，取 1 滴于载玻片上，加盖玻片，静置片刻。

（2）在高倍镜下观察 5～10 视野，计数 200 个精子，进行活动分级并用百分率表示。

（3）精子活力分级及分级标准：WHO 将精子活力分为 3 级，即前向运动（progressive motility，PR）、非前向运动（non－progressive motility，NP）和无运动（immotility，IM）。

3. 精子存活率检查

（1）湿片法

1）制片、染色：将完全液化的精液标本混匀，取 1 滴于载玻片上，加等量伊红 Y 染液混匀并覆以盖玻片，静置 30 秒。

2）显微镜检查：高倍镜下计数 200 个精子中不着色的精子（活精子）与着色精子（死精子）的比例。

（2）干片法

1）染色、制片：取新鲜液化精液和伊红 Y 染液各 1 滴于载玻片上，混匀，1min 后推成薄片，自然干燥。

2）显微镜检查：高倍镜下计数 200 个精子中不着色的精子（活精子）与着色精子（死精子）的比例。

【参考区间】

1. 精子活动率：在排精 60min 内为 80%～90%。

2. 活力 总活力（PR＋NP）≥40%，前向运动（PR）≥32%。

3. 存活率（伊红染色法） ＞58%。

【注意事项】

1. 标本　①精子活动率、活力和存活率可受时间、温度、精液液化程度等的影响。标本应在排精后 1 小时内送检，时间过长，结果降低。②长期禁欲会使精子活动率、活力和存活率减低；精液中混入精囊液可使精子活力减低。

2. 操作　①标本完全液化后才能检查；检查时注意保温（37℃），温度过低，精子活动率和活力减低。②为保证检查结果的准确性，最好重复检查 1 次，求出两次计数结果的平均值，2 次之间的变异系数应在 5% 内。

3. 其他　见“精液理学检查”注意事项。

（二）精子计数

【目的】掌握手工精子计数血细胞计数板方法和注意事项。

【原理】精液稀释液中碳酸氢钠破坏精液黏稠度，甲醛杀死和固定精子。液化精液标本经稀释液稀释后，充液，显微镜下计数一定范围内的精子数量，换算成每升精液中的精子数。

【材料】

1. 器材　刻度吸管、洗耳球、小试管、微量吸管、胶吸头、干脱脂棉、改良 Neubauer 血细胞计数板、血盖片、稠布、显微镜。

2. 试剂　精子稀释液（碳酸氢钠 5g，40% 甲醛 1ml，加蒸馏水至 100ml，待完全溶解过滤后使用）。

3. 标本　新鲜液化精液。

【操作】

1. 加稀释液　取精液稀释液 0. 38ml 于小试管内。

2. 取精液　取充分混匀液化精液 20μl，加入到稀释液中，充分混匀。

3. 充液　取 1 滴稀释精液充入计数室内，静置 1 ~ 2min。

4. 计数　高倍镜下计数中央大方格内四角及中央共 5 个中方格内的精子数。

5. 计算

$$精子数/L = N \times 5 \times 10 \times 20 \times 10^6/L = N \times 10^9/L;$$

$$精子总数 = 精子数/L \times 精液量\ (ml)\ \times 10^{-3}。$$

N：5 个中方格内数得的精子数；

×5：将 5 个中方格精子数换算成 1 个大方格精子数；

×10：将 1 个大方格精子数换算成 1μl 精液内精子数；

×20：精液的稀释倍数；

$\times 10^6$：1μl 换算成 1L。

【参考区间】精子计数 $\geqslant 15 \times 10^9$/L；精子总数 $\geqslant 39 \times 10^6$/每次射精。

【注意事项】

（1）精液标本必须完全液化，吸取精液前必须彻底混匀标本。

（2）精液稀释后必须充分混匀，但防止产生过多气泡。

（3）如低倍镜、高倍镜检查均未发现精子，应将标本离心后取沉淀物检查，若仍无精子，报告“无精子”。

（4）计数时以头部为基准，应计数完整结构的精子（有头和尾），有缺陷的精子（无头或尾）不计数在内，若数量多时应分开计数并记录；计数室方格内的压线精子计数原则同白细胞显微镜计数。

（5）出现 1 次异常结果，应间隔 1 周后（但不超过 3 周）复查，反复查 2 ~ 3 次后才能得到比较准确的结果。

笔记

（6）其他见“精液理学检查”注意事项。

（三）精子形态检查

【目的】掌握精子形态检查的方法，能正确辨认正常和各种异常精子的形态。

【原理】将液化精液涂片，进行 Papanicolaou 染色，油镜下观察计数 200 个精子，计算正常或异常精子的百分率。

【材料】

1. 器材 载玻片、显微镜、香柏油。

2. 试剂 Papanicolaou 染液。

3. 标本 新鲜液化精液。

【操作】

1. 制备涂片 将液化精液 1 滴滴在载玻片上，采用压拉涂片或推片法制片，待干。

2. 固定 用等量的 95% 乙醇和乙醚混合液固定 5 ~ 15min。

3. 染色 改良 Papanicolaou 法染色。

4. 显微镜检查 低倍镜下观察涂片、染色情况，油镜下观察 200 个精子，计算正常和异常精子百分率。

5. 结果判断

（1）正常精子：正常精子外形似蝌蚪状，分头、体、尾三部分。①头部：长 4.0 ~ 5.0μm，宽 2.5 ~ 3.0μm，正面呈卵圆形，侧面呈扁平梨形。②体部：轮廓直而规则，与头部纵轴成一直线，长 5 ~ 7μm，宽约 1μm。③尾部：细长，外观规则而不卷曲，一般长 50 ~ 60μm。Papanicolaou 染色后正常精子头部顶体呈淡蓝色，顶体后区域呈深蓝色，中段呈淡红色，尾部呈蓝色或红色。

（2）异常精子：精子形态异常与评价见表 3 – 4。

表 3 – 4 精子形态异常与评价

异常	评价
头部异常	有大头、小头、双头、锥形头、无定形头、空泡样头、无顶体头等
体部异常	有体部膨胀、不规则、弯曲中段、异常薄中段等
尾部异常	常见有无尾、短尾、断尾、长尾、双尾、卷尾、发卡形尾等
其他异常	如胞质小滴异常，通常位于中段的胞质小滴大于正常精子头部的一半，精子头、体、尾均有或其中两者有不同程度的异常

【参考区间】正常形态精子≥4%。

【注意事项】

（1）精液液化后才能制备涂片，涂片厚薄要适宜；如果精子浓度 $>10\times10^9/L$，可直接涂片观察其形态；如精子浓度 $<10\times10^9/L$，则应将标本 2000r/min 离心 15min 后，取沉淀物涂片检查。

（2）评价精子的正常形态时应采用严格的标准，只有头、颈、中段和尾部都正常的精子才正常，所有形态学处于临界状态的精子均为异常。

（3）显微镜观察精子形态时，也要注意有无红细胞、白细胞、上皮细胞及肿瘤细胞。同时也要观察有无未成熟生殖细胞，即生精细胞。如发现未成熟的生殖细胞，应计数 200 个生殖细胞（包括精子），计算其未成熟生殖细胞百分率，正常应小于 1%。

（4）其他见“精液理学检查”注意事项。

（四）计算机辅助精液分析

【目的】熟悉计算机辅助精液分析的原理和分析参数。

【原理】 利用计算机视屏技术和图像处理技术，通过摄像机与显微镜相接，以实现对显微镜下的精子的运动图像或静态图像进行连续拍摄，所获得的图像输入计算机，计算机的操作软件根据设定的精子大小和灰度、精子运动位移及精子运动的有关参数，对采集到的图像进行动态分析处理，得出精子浓度、活力、活率和运动轨迹等有关参数。

【材料】

1. 器材　CASA 系统（包括显微镜/相差显微镜、恒温装置、Microcell 专用精子计数板、CCD 摄像系统、计算机分析处理系统、打印机和监视器组成图像处理系统）、吸管等。

2. 标本　新鲜精液。

【操作】

1. 开机　接通电源，打开 CASA 系统。

2. 预热　将 Microcell 精子计数板预热至 37℃。

3. 加精液及预温　取液化精液滴入预热的 Microcell 精子计数板，37℃保温 2min，置于显微镜操作平台上开始检测。

4. 点击"活动显示"菜单　点击"活动显示"菜单，调节好显微镜焦距，待测标本的精子运动实时图像可通过摄像头传入显示器显示出来。

5. 点击"计算分析"菜单　点击"计算分析"菜单，选择计算参数，系统进入自动分析状态，图像显示区内给出的精子分割图像。

6. 打印报告　根据需要打印分析报告。CASA 系统分析的参数主要分 3 类：①运动精子浓度。②精子活力参数：包括平均跨径速度（VAP）、轨迹速度（VCL）、直线运动速度（VSL）及鞭打频率（BCF）。③精子运动方式速度：包括直线性（LIN）、前向性（STR）、精子侧摆幅度（ALH）、摆动性（WOB）及平均移动角度（MAD）。

【注意事项】

（1）标本采集后立即送检，注意保温，液化后才能分析；浓度过高时，会增加碰撞的概率，产生错误的结果。因此标本要稀释，一般用同份精浆或特殊稀释液稀释，精子浓度过低时，应多选几个视野采集。

（2）因精子运动参数具有温度灵敏性，CASA 系统利用恒温装置将标本温度保持在 37℃，严格按 SOP 文件进行操作。

（3）其他见"精液理学检查"注意事项。

【实验讨论】

（1）为了保证精子计数结果的准确性和重复性，应注意哪些环节？

（2）计数精子的计数板有哪几种，各有何优缺点？

实验六　前列腺液检查

一、前列腺液理学检查

【目的】 熟悉前列腺液理学检查的内容和方法。

【原理】 通过理学方法测定前列腺液标本的颜色、性状和 pH。

【材料】

1. 器材　载玻片。

2. 试剂 pH 试纸。

3. 标本 新鲜前列腺液。

【操作】

1. 肉眼观察 取新鲜前列腺液 1 滴于载玻片上，肉眼观察其颜色和性状。

2. 测定 pH 用 pH 试纸测定前列腺液的 pH。

【参考区间】 颜色和性状：淡乳白色，稀薄。pH：6.3 ~6.5。

【注意事项】

（1）由于性兴奋后前列腺液内的细胞常增加，检查前 3 天内禁止性生活。

（2）怀疑有前列腺急性感染、前列腺结核或肿瘤时，应慎重进行按摩前列腺。

（3）标本采集后应立即送检，以免干涸。

（4）与所有体液标本一样，前列腺液也必须按潜在生物危害物质处理。

二、前列腺液显微镜检查

【目的】 掌握前列腺液显微镜检查的内容和方法，熟悉前列腺液中常见有形成分形态特点。

【原理】 前列腺液经涂片后，在显微镜下直接或经染色后观察其成分变化。

【材料】

1. 器材 载玻片、盖玻片、显微镜。

2. 试剂 乙醚乙醇固定液（乙醚 49.5ml、95% 乙醇 49.5ml 和冰乙酸 1ml 混匀，备用）、Wright – Giemsa 染液、革兰染液、H – E 染液或 Papanicolaou 染液。

3. 标本 新鲜前列腺液。

【操作】

1. 直接涂片法

（1）制备涂片：取新鲜前列腺液 1 滴涂布于载玻片上，加盖玻片。

（2）显微镜观察：先用低倍镜观察全片涂片、有形成分分布情况，再用高倍镜观察 10 个视野内的磷脂酰胆碱小体、白细胞、红细胞、上皮细胞、前列腺颗粒细胞、淀粉样小体，精子、结石、滴虫等有形成分的种类、数量和分布情况。

（3）结果报告

1）磷脂酰胆碱小体：分布情况/HPF。

2）白细胞、红细胞等细胞：与“尿液沉渣检查”报告方式相同。

3）如找到精子、滴虫等应报告。

2. 涂片染色法

（1）制备涂片：将新鲜前列腺液制成均匀薄片，干燥。

（2）固定：用乙醚乙醇固定 10min，自然干燥。

（3）染色：根据不同的检查目的进行不同的染色。

（4）显微镜观察：先用低倍镜观察全片涂片染色情况，再用高倍镜观察各种细胞成分及其形态变化。

【参考区间】 磷脂酰胆碱小体：多量或满视野/HPF；白细胞：< 10 个/HPF；红细胞 < 5 个/HPF；前列腺颗粒细胞：≤1 个/HPF。

【注意事项】

（1）涂片应均匀，厚度适宜；使用高倍镜观察时避免前列腺液污染镜头。

（2）观察时，先用低倍镜浏览全片，再换用高倍镜，至少应观察 10 个高倍视野。

（3）若采集标本时压迫到精囊，可在前列腺液中检出精子，应在结果中报告。

（4）1 次取材失败或检验结果阴性，但临床症状典型者，可于 3 ~5 天后再次取材检验。

（5）其他见“前列腺液理学检查”注意事项。

笔记

（向　阳）

笔记

第四章　体腔液检验

实验一　脑脊液理学检查

【目的】掌握脑脊液理学检查的内容和方法。

【原理】肉眼观察脑脊液的颜色、透明度和凝块或薄膜的形成情况。

【材料】

1. 器材　小试管。

2. 标本　新鲜脑脊液。

【操作】

1. 观察颜色　肉眼观察脑脊液的颜色，根据其具体颜色如实报告，如无色、红色、乳白色、黄色、绿色、褐色或黑色等。

2. 观察透明度　在黑色背景下肉眼观察脑脊液的透明度，分别以清晰透明、微浑、浑浊等如实报告。

3. 观察凝块或薄膜　轻轻倾斜试管，仔细观察脑脊液有无凝块、沉淀或薄膜形成，分别以无凝块、有凝块、有薄膜、胶冻状等报告。

【参考区间】

1. 颜色　无色，新生儿胆红素较多者可呈黄色。

2. 透明度　清晰透明。

3. 薄膜或凝块　无凝块、无沉淀，放置 12 ~ 24 小时不形成薄膜。

【注意事项】

1. 标本采集和处理　①标本采集：采集脑脊液分装于 3 个无菌试管中，每管 1 ~ 2ml。第 1 管用于病原生物学检查，第 2 管用于化学或免疫学检查，第 3 管用于常规检查。②标本转运与接收：立即送检，送检时间一般不超过 1 小时。

2. 结果观察　①对颜色和透明度改变不明显的标本，可在灯光下将试管放在白色或黑色的背景下仔细观察。②如怀疑为结核性脑膜炎，应将标本于 2℃ ~ 4℃ 静置 12 ~ 24 小时，再观察脑脊液表面有无薄膜形成。

3. 血性脑脊液鉴别　血性脑脊液应注意鉴别是新鲜性出血还是陈旧性出血：①对比 3 管脑脊液标本，如第 1 管为血性，以后 2 管颜色逐渐变浅，离心后红细胞全部沉至管底，上清液无色透明，红细胞形态无变化，为穿刺损伤出血。②如 3 管脑脊液颜色无区别，离心后上清液为红色或黄色，显微镜检查红细胞呈皱缩状，多为蛛网膜下隙出血或脑室出血。

4. 生物安全　脑脊液标本可能存在有致病能力的病原生物，应按潜在生物危害物质处理，标本的采集、转运、检查和实验后处理过程都要符合实验室生物安全原则，并注意个人生物安全防护。应按照《临床实验室废物处理原则》（WS/T/249 - 2005）中的方法处理实验后的残余标本和所用器械，以免污染环境和造成室内污染。

【实验讨论】

（1）如怀疑结核性脑膜炎可采取什么方法提高阳性检出率？

（2）如何处理实验后脑脊液残余标本和所用器械，防止医源性感染？

实验二　脑脊液显微镜检查

【目的】 掌握脑脊液显微镜检查的内容和方法。

【原理】

1. 细胞总数计数　将脑脊液直接或稀释一定倍数后充入改良 Neubauer 血细胞计数板中，在显微镜下计数一定范围内的细胞总数，经过换算求出每升脑脊液中的细胞总数。

2. 白细胞计数　脑脊液用冰乙酸溶解红细胞或用白细胞稀释液稀释一定倍数后充入改良 Neubauer 血细胞计数板中，在显微镜下计数一定范围内的白细胞数，经过换算求出每升脑脊液中的白细胞数。

3. 白细胞分类计数　白细胞计数后，在高倍镜下根据细胞形态和细胞核形态对白细胞进行直接分类计数；直接分类不易区分细胞时，要制备涂片，经 Wright 染色或 Wright – Giemsa 染色后，在油镜下进行分类计数。

【材料】

1. 器材　小试管、刻度吸管、洗耳球、微量吸管、胶吸头、干脱脂棉、载玻片、改良 Neubauer 血细胞计数板、盖玻片、绸布、显微镜、离心机。

2. 试剂　生理盐水或红细胞稀释液、冰乙酸、白细胞稀释液、Wright 染液或 Wright – Giemsa 染液。

3. 标本　新鲜脑脊液。

【操作】

1. 细胞总数计数

（1）直接计数法：适用于清晰透明或微浑的脑脊液标本。

1）充液：用微量吸管吸取混匀的脑脊液，充入改良 Neubauer 血细胞计数板上、下 2 个计数室内。

2）计数：静置 2 ~ 3min，待细胞沉降后，在低倍镜下计数 2 个计数室内四角和中央大方格共 10 个大方格内的细胞数。

3）计算：计数总和即为每微升脑脊液中的细胞总数，乘以 10^6 换算为每升脑脊液中的细胞总数。

（2）稀释计数法：适用于浑浊、细胞较多或带血的脑脊液标本。

1）稀释：用微量吸管吸取混匀的脑脊液 20μl，加入盛有 0.38ml 生理盐水或红细胞稀释液的小试管中。

2）充液：吸取混匀后的稀释脑脊液充入计数室内。

3）计数：静置 2 ~ 3min，待细胞沉降后，低倍镜下计数四角 4 个大方格内的细胞总数。

4）计算：4 个大方格内的细胞总数乘以 50 即为每微升脑脊液中细胞总数，再乘以 10^6 换算为每升脑脊液中的细胞总数。

2. 白细胞计数

（1）直接计数法：适用于清晰透明、微浑、细胞总数不高或非血性的脑脊液标本。

1）溶解红细胞：在小试管中加冰乙酸 1 ~ 2 滴，转动试管使其内壁附着少量冰乙酸，倾去

笔记

多余冰乙酸，然后加入混匀的脑脊液3～4滴，混匀，放置数min使红细胞破坏。也可用微量吸管吸取冰乙酸后尽量全部吹出，使其内壁黏附有少量冰乙酸，然后吸取充分混匀的脑脊液于吸管中，放置数min使红细胞溶解。

2）充液：将混匀后的脑脊液用微量吸管充入2个计数室内。

3）计数：静置2～3min，待细胞沉降后，低倍镜下计数2个计数室内四角和中央大方格共10个大方格内的白细胞数。

4）计算：计数总和即为每微升脑脊液中的白细胞数，乘以10^6换算为每升脑脊液中的白细胞数。

（2）稀释计数法：适用于浑浊或白细胞数较高的脑脊液标本。

1）稀释：用微量吸管吸取混匀的脑脊液20μl，加入含有0.38ml白细胞稀释液的小试管中，混匀，静置数min使红细胞破坏。

2）充液：吸取混匀后的稀释脑脊液充入计数室内。

3）计数：静置2～3min，待细胞沉降后，在低倍镜下计数四角4个大方格内的白细胞数。

4）计算：4个大方格内的白细胞总数乘以50即为每微升脑脊液中的白细胞总数，再乘以10^6换算为每升脑脊液中的白细胞总数。

3. 白细胞分类计数

（1）直接分类法：白细胞计数后，将低倍镜转为高倍镜进行白细胞分类计数。根据细胞形态和细胞核形态将有核细胞分为单个核细胞（淋巴细胞、单核细胞、内皮细胞）和多个核细胞（粒细胞系），共计数100个有核细胞，计算单个核细胞和多个核细胞所占比例，以百分率表示。如白细胞不足100个，可直接写出单个核细胞和多个核细胞的具体个数。

（2）涂片染色分类：若直接分类不易区分白细胞，或白细胞总数小于30个，可将脑脊液以1000r/min离心5min，取沉淀物2滴，加正常血清1滴，混匀后制成均匀薄涂片，置于室温或37℃恒温箱内，干燥后用Wright染液或Wright－Giemsa染液染色，在油镜下进行分类计数，结果报告与血液白细胞分类计数相同，以百分率表示。如见内皮细胞或不能分类的细胞，应另行描述报告。

【参考区间】

1. 红细胞　无。

2. 白细胞　仅有少量，成人（0～8）$\times10^6$/L，儿童（0～15）$\times10^6$/L，新生儿（0～30）$\times10^6$/L。

3. 白细胞分类计数　多为淋巴细胞和单核细胞，两者之比约为7∶3，偶见内皮细胞。淋巴细胞：成人40%～80%，新生儿5%～35%；单核细胞：成人15%～45%，新生儿50%～90%；中性粒细胞：成人0%～6%，新生儿0%～8%。

【注意事项】

1. 标本

（1）细胞计数应在标本采集后1小时内完成，久置可造成细胞破坏或变形，并可使纤维蛋白凝集而导致细胞分布不均，影响检查结果。

（2）应避免标本凝固，如遇高蛋白脑脊液，可用EDTA盐抗凝。

2. 操作

（1）标本必须充分混匀后才可进行计数，否则影响计数结果的准确性。

（2）稀释法细胞计数时，如果细胞数量过多，可扩大稀释倍数或缩小计数范围；如果细胞数量过少，可缩小稀释倍数或扩大计数范围。

（3）在白细胞直接计数法中，应尽量弃去试管或吸管中的冰乙酸，避免残留冰乙酸稀释脑脊液标本使细胞计数结果偏低。

（4）若标本陈旧、细胞变形，白细胞直接分类计数法误差较大，应采用涂片染色分类计数法。染色分类计数时，标本离心时的离心力不宜过大、时间不宜过长，以减少细胞的破坏和变形。有条件可采用玻片离心法、细胞室沉淀法收集细胞，以提高计数准确性。涂片固定时间不能太长，更不能高温固定，以免影响检验结果。

（5）染色分类计数时，若有激活型单核细胞（胞体比一般单核细胞大，边缘呈花边状，浆内有空泡）、转化型淋巴细胞（形态似异型淋巴细胞）和室管膜细胞（形态似大淋巴细胞）应计入分类百分率中。

3. 白细胞的校正　为了消除因出血等原因对白细胞计数结果的影响，血性脑脊液标本的白细胞计数必须进行校正。校正方法是分别计数血液红细胞数量、白细胞数量及脑脊液细胞总数、白细胞数量，然后用下列公式校正。

$$\text{校正后脑脊液 WBC 数/L} = \text{校正前脑脊液 WBC 数/L} - \frac{\text{脑脊液 RBC 数/L} \times \text{血液 WBC 数/L}}{\text{血液 RBC 数/L}}$$

4. 细胞鉴别

（1）细胞计数时，应注意鉴别新型隐球菌、淋巴细胞和红细胞。新型隐球菌具有“出芽”现象，不溶于乙酸，加优质墨汁后可见不染色的荚膜；红细胞加乙酸后即溶解；淋巴细胞加乙酸后胞核和胞质更为明显。

（2）细胞计数时，如发现较多皱缩或肿胀的红细胞，应予以描述，以协助鉴别陈旧性出血与新鲜性出血。

（3）在分类过程中若发现内皮细胞及其他异常细胞，应另外描述，并用苏木素－伊红（HE）或 Papanicolaou 染色查找肿瘤细胞。

5. 生物安全　检查完毕，Neubauer 血细胞计数板应用 75% 乙醇浸泡消毒 60min，勿用苯酚消毒，以免损伤计数板的刻度。

【实验讨论】

（1）影响脑脊液细胞计数的因素有哪些？如何控制该因素？

（2）脑脊液细胞计数及分类计数的方法学评价及临床意义。

实验三　脑脊液蛋白质定性检查

一、潘迪试验

【目的】掌握潘迪试验（Pandy 试验）的方法。

【原理】脑脊液中蛋白质与苯酚结合，形成不溶性蛋白盐而出现白色浑浊或沉淀。

【材料】

1. 器材　小试管、刻度吸管、洗耳球、滴管、胶吸头。

2. 试剂　饱和苯酚溶液：取苯酚 10ml（有结晶时，先置于 56℃水浴箱中加热助溶），加蒸馏水至 100ml，充分混匀，放入 37℃温箱中数小时，再在室温下放置数日，在此过程中每天振摇 1～2 次，当底层有苯酚析出时，取上层饱和苯酚溶液于棕色瓶中避光保存。

3. 标本　新鲜脑脊液。

【操作】

1. 加试剂　向洁净的小试管中加入饱和苯酚溶液 2ml。

2. 加标本　用滴管垂直加入脑脊液 1～2 滴。

笔记

3. 观察结果 立即在黑色背景下观察结果。

4. 结果判断 判断标准见表4－1，以阴性（－）、弱阳性（±）或阳性（＋～＋＋＋＋）报告。

表4－1 潘迪试验结果判断标准

反应现象	结果
清晰透明，不呈现雾状	－
微呈白色雾状，对光不易看到，在黑色背景下才能看到	±
灰白色云雾状	＋
白色浑浊或白色薄云状浑浊	＋＋
白色浓絮状沉淀或白色浓云块状	＋＋＋
立即形成白色凝块	＋＋＋＋

【参考区间】阴性或弱阳性。

【注意事项】

1. 器材 实验所用的试管和滴管必须洁净，防止出现假阳性结果。

2. 试剂 苯酚试剂不纯可引起假阳性反应。苯酚试剂饱和度降低会出现假阴性结果，应定期更换试剂。当室温低于10℃时，应将试剂保存在37℃温箱中，否则苯酚试剂饱和度下降可导致假阴性结果。

3. 标本 若脑脊液穿刺过程中出血，血清蛋白混入标本可引起假阳性；如果标本中红细胞过多，应离心沉淀取上清液检测。

4. 操作 加标本时，用滴管将待检标本垂直加于小试管中，注意滴管不要倾斜、不要接触试管壁，以免影响结果。

5. 阳性对照 可在正常脑脊液或配制与正常脑脊液基本成分相似的基础液中加不同浓度的球蛋白作为阳性对照。

6. 结果观察 加入标本后应立即在黑色背景下观察结果。

7. 生物安全 见脑脊液理学检查。

二、硫酸铵试验

【目的】掌握硫酸铵试验（包括Ross－Jone试验和Nonne－Apelt试验）的方法。

【原理】饱和硫酸铵能沉淀球蛋白，出现白色沉淀。除去球蛋白后，可用乙酸煮沸法测定清蛋白。

【材料】

1. 器材 小试管、刻度吸管、洗耳球、滴管、胶吸头。

2. 试剂 饱和硫酸铵溶液：称取硫酸铵85g，加蒸馏水至100ml；5%乙酸溶液。

3. 标本 新鲜脑脊液。

【操作】

1. Ross－Jone试验 向洁净的小试管中加入饱和硫酸铵溶液0.5～1ml，再沿管壁缓慢加入脑脊液0.5ml（切勿摇动），3min内观察两液交界面处有无变化，即为Ross－Jone试验。3min内两液交界面处无白色浑浊环，为Ross－Jone试验阴性，有白色浑浊环为阳性。

2. Nonne－Apelt试验Ⅰ相 将试管内2种液体振摇混合，3min内再仔细观察有无浑浊或沉淀，此为Nonne－Apelt试验Ⅰ相。3min内有白色浑浊或沉淀，为Nonne－Apelt试验Ⅰ相阳性，表示脑脊液内球蛋白含量增高。如仍清晰或仅微显白色为阴性。

笔记

3. Nonne - Apelt 试验Ⅱ相　将上述混合液过滤，于滤液内加入5%乙酸溶液少许使其成为酸性，再加热煮沸，3min内观察有无沉淀出现，此为Nonne - Apelt试验Ⅱ相。3min内如出现白色沉淀，为Nonne - Apelt试验Ⅱ相阳性，提示脑脊液内清蛋白含量增高。如仍清晰或显轻度乳白色、微白色，均属阴性结果。

【参考区间】阴性或弱阳性。

【注意事项】

1. 试剂　硫酸铵试剂不纯可引起假阳性反应。

2. 其他　同潘迪试验。

【实验讨论】

（1）如何控制影响试验结果可靠性的因素？

（2）脑脊液蛋白质定性检查的方法学评价及临床意义。

（谢婷婷）

实验四　浆膜腔积液理学检查

【目的】掌握浆膜腔积液理学检查的内容和方法。

【原理】通过肉眼观察浆膜腔积液的颜色、透明度和凝固程度，并测定其比重，判断浆膜腔积液的性质。

【材料】

1. 器材　比重计（比重计浮标与比重筒）、试管、试管架。

2. 标本　新鲜浆膜腔穿刺液。

【操作】

1. 肉眼观察外观性状

（1）颜色：观察浆膜腔积液的颜色，报告具体颜色。

（2）透明度：黑色背景下观察浆膜腔积液透明度。

（3）凝固性：倾斜浆膜腔积液试管，观察有无凝块形成。

2. 测定比重

（1）加标本：充分混匀浆膜腔积液标本，沿筒壁将浆膜腔积液标本缓慢倒入比重筒中，其量以能悬浮起比重计为宜。

（2）放比重计浮标：将比重计浮标轻轻放入比重筒中并加以捻转，待其自由悬浮于浆膜腔积液中，但不接触比重筒侧壁时，读取与液体凹面相重合的比重计上的标尺刻度数值。

【参考区间】颜色与透明度：淡黄色，清晰透明，无凝块。比重：漏出液 <1.015，渗出液 >1.018。

【注意事项】

1. 标本采集　留取中段液体于无菌试管中（理学检查、细胞学检查和化学检查各留取2ml）。为防止标本凝固应加100g/L EDTA - Na_2或EDTA - K_2抗凝，每0.1 ml抗凝剂可抗凝6ml标本。另留取一管标本不加抗凝剂，用来观察凝固性。

2. 比重计　比重计应清洁干燥、刻度准确，校正合格后才能使用。为防止蛋白质或盐类沉积到比重计浮标上，每次测定比重后，应立即用蒸馏水浸泡，并清洗干净。如果标本量较少，可用折射仪法测定比重。

3. 标本运送与接收 标本采集后应立即送检，一般应在30min内送检，以免影响结果准确性。要有标本接收与拒收的记录制度。

4. 操作 测定比重时，标本要足量，以能悬浮起比重计浮标为宜。加标本时应将浆膜腔积液沿筒壁缓慢倒入比重筒中，避免产生气泡，若有气泡可用吸水纸或滴管吸去。

5. 结果观察 肉眼观察时要仔细，光线要明亮，必要时可将试管放在白色或黑色的背景下仔细观察。在观察凝块时，标本中可能会含有纤溶酶，可溶解纤维蛋白，使积液不凝固而导致看不到凝块，应结合其他实验结果综合分析。

6. 生物安全 浆膜腔积液标本可能含有致病的病原微生物，应按潜在生物危害物质处理，按照《临床实验室废物处理原则》（WS/T/249－2005）中的方法处理试验后的残余标本和所用器械，以免污染环境，造成室内感染。

【实验讨论】

（1）浆膜腔积液比重测定的方法学评价。

（2）如何做好浆膜腔积液实验室生物安全防护工作?

（3）浆膜腔积液外观性状改变与临床意义。

实验五　浆膜腔积液显微镜检查

【目的】 掌握浆膜腔积液显微镜检查的内容和方法。

【原理】

1. 细胞总数计数 浆膜腔积液直接或稀释一定倍数后充入计数室中，显微镜下计数一定范围内的细胞总数，换算后即可求出每升浆膜腔积液中细胞总数。

2. 有核细胞计数 浆膜腔积液用冰乙酸溶解红细胞或用白细胞稀释液稀释一定倍数后充入计数室中，显微镜下计数一定范围内的有核细胞数，换算后即可求出每升浆膜腔积液中有核细胞数。

3. 有核细胞分类 有核细胞计数后，在高倍镜下根据有核细胞的形态特征进行分类，或涂片后Wright染色，在油镜下进行有核细胞分类。

【材料】

1. 器材 小试管、试管架、刻度吸管、洗耳球、微量吸管、乳胶吸头、干脱脂棉、改良Neubauer血细胞计数板、盖玻片、绸布、显微镜。

2. 试剂 生理盐水、冰乙酸、白细胞稀释液、Wright染液或Wright－Giemsa染液。

3. 标本 新鲜浆膜腔穿刺液。

【操作】

1. 细胞总数计数 计数方法与脑脊液相同。

（1）直接计数法（适用于细胞数量不高的清晰透明或微浑的浆膜腔积液）

1）充液：用微量吸管将混匀的浆膜腔积液直接充入改良Neubauer血细胞计数板的上、下2个计数室。

2）计数：将改良Neubauer血细胞计数板静置2～3min，待细胞沉降后，在低倍镜下，计数2个计数室内四角和中央大方格共10个大方格的细胞总数。

3）计算：10个大方格的细胞总和即为每微升（μl）浆膜腔积液的细胞总数，$\times 10^6$换算为每升（L）浆膜腔积液的细胞总数。

（2）稀释计数法（适用于浑浊的、细胞数量过多的浆膜腔积液）

1）稀释：用生理盐水将浆膜腔积液稀释一定倍数。

2）充液：将混匀后的浆膜腔积液用微量吸管充入改良 Neubauer 血细胞计数板的上、下 2 个计数室。

3）计数：将改良 Neubauer 血细胞计数板放置 2～3min，待细胞沉降后，在低倍镜下，计数 2 个计数室内四角和中央大方格共 10 个大方格的细胞总数。

4）计算：10 个大方格的细胞总和乘以稀释倍数即为每微升（μl）浆膜腔积液的细胞总数，$\times 10^6$换算为每升（L）浆膜腔积液的细胞总数。

2. 有核细胞计数 计数方法与脑脊液相同。

（1）直接计数法（适用于细胞数量不高的清晰透明或微浑的浆膜腔积液）

1）溶解红细胞：在小试管内加入 1～2 滴冰乙酸，转动试管使其内壁附着少量冰乙酸后倾去。加入混匀的浆膜腔积液 3～4 滴，混匀，放置数 min 后使红细胞溶解。

2）充液：用微量吸管吸取已溶解红细胞并混匀的浆膜腔积液充入改良 Neubauer 血细胞计数板的上、下 2 个计数室。

3）计数：将改良 Neubauer 血细胞计数板静置 2～3min，待细胞沉降后，在低倍镜下，计数 2 个计数室内四角和中央大方格共 10 个大方格内的有核细胞数。

4）计算：10 个大方格内有核细胞数总和即为每微升（μl）浆膜腔积液的有核细胞数，$\times 10^6$换算为每升（L）浆膜腔积液的有核细胞数。

（2）稀释计数法（适用于浑浊的、细胞数量过多的浆膜腔积液）

1）稀释：用白细胞稀释液将浆膜腔积液稀释一定倍数，充分混匀，静置数 min 后使红细胞溶解。

2）充液：将混匀后的浆膜腔积液用微量吸管充入改良 Neubauer 血细胞计数板的上、下 2 个计数室。

3）计数：将改良 Neubauer 血细胞计数板放置 2～3min，待细胞沉降后，在低倍镜下，计数 2 个计数室内四角和中央大方格共 10 个大方格的有核细胞数。

4）计算：10 个大方格内的有核细胞总数乘以稀释倍数即为每微升（μl）浆膜腔积液的细胞总数，$\times 10^6$换算为每升（L）浆膜腔积液的细胞总数。

3. 有核细胞分类计数

（1）直接分类法：有核细胞计数后，在高倍镜下进行有核细胞分类计数，根据细胞和细胞核形态将白细胞分为单个核细胞（多为淋巴细胞、单核细胞、间皮细胞）和多个核细胞（多为粒细胞）。计数 100 个细胞，分别计数单个核细胞和多个核细胞所占比率，以百分数表示。如白细胞数不足 $0.15 \times 10^9/L$，可不进行分类计数。

（2）涂片染色分类法：如果直接分类不易区分细胞，可将浆膜腔积液离心 5min（1000 r/min），取其沉淀物制成均匀薄涂片，置于室温或 37℃恒温箱内。待其干燥后，用 Wright 染液或 Wright－Giemsa 染液染色。在油镜下进行分类计数，其结果以百分数表示。如见到不能分类的细胞，应另行描述报告。

【参考区间】 无红细胞。白细胞：漏出液 $< 100 \times 10^6/L$，渗出液 $> 500 \times 10^6/L$。

【注意事项】

1. 器材 所用器材须清洁干燥，改良 Neubauer 血细胞计数板、吸管、微量吸管刻度准确，符合质量要求。

2. 试剂 生理盐水和白细胞稀释液应过滤，确保无杂质颗粒，并避免浑浊和细菌生长。

3. 标本 ①标本采集后应立即送检，细胞计数一般在 1 小时内进行，如果放置太久，浆膜腔积液可凝固，细胞可能破坏、变形，影响细胞计数或分类计数。②细胞计数时为避免标本凝

笔记

固，可用EDTA盐抗凝。

4. 操作

（1）标本必须混匀后才能进行检查，否则会影响计数结果。

（2）细胞总数计数和有核细胞计数都应包括间皮细胞。

（3）在有核细胞直接计数法中，应去尽试管中冰乙酸，否则可造成标本稀释，导致计数结果偏低。

（4）充液前应充分混匀标本，充液要一次完成。在充液过程中不能出现气泡、充液不足或满溢的现象。

（5）有核细胞分类计数时，有条件的采用玻片离心法、细胞沉淀室法收集细胞，以提高计数的准确性。

（6）如果标本陈旧、细胞变形，直接分类计数误差较大，应采用染色分类计数法。染色分类时，标本的离心速度不能过快，时间不能过长，以免影响结果；涂片固定时间不能过长，更不能高温固定，以免细胞皱缩影响结果。

（7）染色分类计数制片时，为了使细胞易于黏附在玻片上，可取沉淀物2滴，加正常血清1滴，混匀后制成均匀薄涂片。在分类过程中若发现间皮细胞和不能分类的异常细胞应另外描述。必要时制备厚涂片，干燥前用乙醚乙醇等量混合液固定30min，用苏木素－伊红（HE）或Papanicolaou染色查找肿瘤细胞。

5. 生物安全 改良Neubauer血细胞计数板使用后应用75%乙醇浸泡消毒60min，勿用苯酚消毒，以免损伤计数板刻度。

【实验讨论】

（1）如何提高浆膜腔积液显微镜检查的质量？

（2）浆膜腔积液有核细胞分类计数的方法学评价及临床意义。

（3）血性浆膜腔积液常见于哪些疾病，如何鉴别？

实验六 浆膜腔积液黏蛋白定性检查

【目的】掌握浆膜腔积液黏蛋白定性试验（Rivalta test）的方法。

【原理】黏蛋白是一种等电点为pH 3～5的酸性糖蛋白，在稀乙酸溶液中可出现白色雾状沉淀。

【材料】

1. 器材 100ml量筒、滴管。

2. 试剂 冰乙酸、蒸馏水、pH试纸。

3. 标本 新鲜浆膜腔穿刺液。

【操作】

1. 加试剂 在100ml量筒中加入0.10ml冰乙酸，再加100ml蒸馏水，充分混匀（pH 3～5），静置数min。

2. 加标本 吸取浆膜腔积液，靠近量筒液面垂直逐滴轻轻滴下。

3. 观察结果 立即在黑色背景下观察有无白色云雾状沉淀生成及其下降程度。

4. 结果判断 浆膜腔积液蛋白定性试验结果判断标准与报告方式见表4－2。

表 4－2　浆膜腔积液蛋白定性试验结果判断标准与报告方式

判断标准	报告方式
清晰不显雾状或白色雾状浑浊不明显并在下降过程中消失	－
渐呈白色雾状	±
加标本后立即呈白色云雾状	+
呈白色薄云状浑浊	+ +
呈白色浓云状	+ + +

【参考区间】 漏出液：阴性；渗出液：阳性。

【注意事项】

1. 器材　所用的量筒和滴管必须洁净，量筒要有足够的高度。

2. 试剂　①蒸馏水要足量。②应先加冰乙酸，然后再加蒸馏水，并充分混匀，否则会产生假阴性结果。③保证试剂的酸碱度在 pH 3～5，加冰乙酸不宜过多，以免产生假阴性结果。

3. 标本　血性浆膜腔积液应离心后用上清液进行试验。

4. 操作　加标本时，将待检标本靠近量筒液面垂直逐滴轻轻滴下，注意滴管不要倾斜、不要接触量筒壁，以免影响结果。

5. 阳性对照　实验应设阳性对照，根据漏出液主要成分制备基础液并加入不同量的黏蛋白作为阳性对照。

6. 结果观察

（1）加入标本后，应立即在黑色背景下仔细观察，如白色浑浊不明显，下降缓慢，中途消失者为阴性。

（2）标本中球蛋白含量过高（如肝硬化腹水）时可呈假阳性，鉴别时可将标本滴入未加冰乙酸的蒸馏水中，因球蛋白不溶于水可出现白色云雾状沉淀。

7. 生物安全　见浆膜腔积液理学检查。

【实验讨论】

（1）影响黏蛋白定性实验的关键环节是什么？

（2）渗出液和漏出液的鉴别要点。

（3）查找其他有助于渗出液和漏出液鉴别的试验，并评价之。

（林梅双）

笔记

第五章　脱落细胞学基本检验

实验一　常规标本制备技术

【目的】掌握细胞学标本常规制备的方法。

【原理】根据标本来源的部位和特点选择不同的制备方法，对高黏稠、高蛋白、低黏稠、低蛋白、低 pH 等标本及时处理，使细胞不丢失、不破坏，以利于细胞学检查。

【材料】

1. 器材　涡旋混匀器、水平式离心机；载玻片、平皿、吸水纸、20～50ml 一次性离心管；染色架、刮匙（如鼻咽刮匙）、敷药棒、镊子；3μl、50μl 和 200μl 微量移液器及一次性移液管。

2. 试剂

（1）95% 乙醇溶液或类似固定液。

（2）Mayer 清蛋白黏附剂：商品或自制。制备方法为：将新鲜蛋清或干蛋清（1g 白蛋白加 20ml 蒸馏水）1 份和纯甘油 1 份充分搅拌混合，在 55℃～58℃条件下用粗滤纸过滤，最后加入少量结晶麝香草酚、樟脑或防霉剂，装入带螺纹盖的试剂瓶中，－4℃贮存。

（3）明胶铬明矾（gelatin chirome alum）黏附剂：比清蛋白黏附剂效果好，能将滤膜上的细胞转移到载玻片上，适用于黏附力差的标本。

（4）多聚赖氨酸黏附剂：是一种专用黏附剂，适用于实验研究。

3. 标本　体腔液、尿液、痰液、宫颈及阴道分泌物等新鲜标本。

【操作】

1. 浆膜腔液涂片制备

（1）留取标本 20～40ml。

（2）分别加入 2 支或 4 支刻度离心管内，天平配平，然后放入离心机内，以 1000～2000 r/分钟离心 5min。

（3）取出离心管，将上清液全部倒去，留 0.5ml 左右的沉淀物，并将其混匀。

（4）用吸管吸取少许混悬液，置于干净的载玻片上用推片法制成均匀涂片，每管混悬液可制成 1～2 张涂片。

（5）涂片制好后，平放待水分部分蒸发，涂片边缘开始风干时，进行湿片固定，以备染色。

2. 尿液脱落细胞涂片制备

（1）常规留取新鲜晨尿 30～40ml 混匀后加入 3～4 支刻度离心管内，每管 10ml，以 2000 r/分钟离心 5min。

（2）倾去上清液，将各管沉淀物混匀后集中于 1 管内，再以同样条件离心沉淀后，制备涂片。

（3）为了防止涂片细胞脱落，可以在沉淀物内滴加一滴血清后再涂片，增加细胞黏附力，

笔记

以防细胞脱落。

（4）待涂片干燥后，放入95%乙醇内固定15～30min，以备染色。

3. 阴道脱落细胞涂片制备

（1）临床医生用女性采样棒取材：取材部位在近子宫颈外口鳞状－柱状上皮交界处，做阴道脱落细胞直接涂片，涂片要均匀，厚薄要适宜。

（2）常温下用95%乙醇固定15～30min，以备染色。

4. 痰标本脱落细胞涂片制备　用接种环和竹签将痰液牵开，要选取血样痰液、鲜血旁的痰液、脓样及灰白色痰少许于载玻片上，用压拉法制成2张涂片，于固定液中常温固定15～30min，以备染色。

5. 结果　一张较理想的细胞涂片应厚薄均匀，低倍镜下细胞没有重叠，细胞形态完整，在涂片一端有明确的编号。

【注意事项】

1. 玻片要清洁　玻片要用95%乙醇浸泡使其脱脂，以利于细胞附着牢固。

2. 掌握涂片技巧

（1）涂片操作要轻柔，防止挤压损伤细胞。涂片均匀，薄厚适度。太厚细胞重叠易脱落，太薄细胞过少，影响阳性结果检出率。

（2）涂片要牢固，含蛋白质的标本可以直接涂片，缺乏蛋白质的标本涂片前先在玻片上涂一薄层黏附剂，可防止染色时细胞脱落，常用的黏附剂见以上试剂。

（3）阴道分泌物中的黏液较多时，固定时间应适当延长，固定液用完后需经常过滤、更换，防止细胞交叉污染。

3. 制备涂片的数量　每位病人的标本至少要制备2张涂片，防止漏诊。涂片后应立即在玻片一端标上编号。

4. 选择制备涂片的方法　为保证脱落细胞涂片的质量，应根据不同标本来源选择涂片方法，如推片法、涂抹法、压拉涂片法、吸管推片法、喷射法和印片法等。

【实验讨论】

（1）如何保证脱落细胞涂片质量？

（2）影响该实验的主要因素有哪些？

（3）不同部位的标本采用的涂片方法有何不同？

实验二　涂片湿固定技术

【目的】掌握湿固定技术，学会不同部位涂片固定液的选择。

【原理】湿固定技术是利用95%乙醇、甲醇、甲醛等试剂可使蛋白质变性的机制，将细胞固定，以保持涂片上各类细胞的结构、形态的完整性，利于染色检查。

【材料】

1. 器材　一次性吸管、玻片、染色缸。

2. 试剂

（1）95%乙醇固定液。

（2）乙醚乙醇固定液：95%乙醇49.5ml、乙醚49.5ml、冰乙酸1ml。

（3）氯仿乙醇固定液（又称Carnoy固定液）：无水乙醇60ml、氯仿30ml、冰乙酸10ml。

（4）甲醛溶液（福尔马林）固定液。

笔记

（5）甲醛溶液乙醇固定液：由37%甲醛溶液1份和无水乙醇19份组成。

（6）商品化包装固定液（coating fixatives）：Aqua Net固定液或Richard Allen固定液。

（7）乙醇甲醛溶液固定液（NATFS）：由40%甲醛溶液1份和无水乙醇9份组成。

3. 标本 新鲜体腔液、尿液、痰液、宫颈及阴道分泌物等。

【操作】

1. 甲醛溶液蒸汽固定法 在染色缸中加入甲醛溶液1～2ml，将涂片置于缸中，细胞面向上，标记面向下，盖紧盖子，固定5～15min。

2. 乙醇固定法 将涂片浸入95%乙醇固定液中，固定至少15min。

3. 商品化包被固定法 每次使用前，将固定液容器充分混匀，以确保最佳喷洒量和充分固定效果，严格按照试剂说明书要求进行操作。

4. Carnoy固定法 将血性涂片浸入Carnoy固定液3～5min直到涂片无色，然后放入95%乙醇或其他固定液中，固定时间不能超过15min，否则细胞核染色质会丧失。

5. 甲醛溶液乙醇固定法 对蛋白质含量较低的标本，如尿液涂片先用60%乙醇和3%聚乙二醇固定，然后在空气中放置15min，最后在甲醛溶液乙醇固定液中固定30min。

【注意事项】

1. 乙醇固定液 ①临床常用的固定液，它适合于阴道、子宫颈和子宫内膜吸引物涂片、前列腺液涂片、乳腺分泌物涂片、细针吸取细胞学涂片、新鲜体液涂片。②要求涂片新鲜，及时固定，保持细胞不发生形态改变。③每次使用要新鲜配制。④使用100%甲醇、95%乙醇、80%丙酮、80%异丙酮等固定液也可获得类似95%乙醇固定的效果。

2. 乙醇甲醛溶液固定液 此固定液处理细胞快，能很好保存细胞的各种形态，适用于Papanicolaou染色、组织化学染色和免疫细胞化学染色，因甲醛溶液易氧化成甲酸要求固定剂必须新鲜制备，立即使用。

3. Carnoy固定液 能使红细胞溶解，适用于血性标本，因上皮细胞易发生皱缩，苏木精染色时间必须缩短，以防止染色过度。

4. 甲醛溶液乙醇固定液 试剂的比例准确，配制后均匀混合使用，此固定液适用于所有涂片和细胞块。尤其有利于细胞核和细胞质染色，利于检出更多的异常细胞。

5. 甲醛溶液蒸汽固定 根据染缸内涂片的多少，选择固定时间，常规情况1～3张涂片，固定5～10min，如涂片较多，应适当延长固定时间。

6. 甲酸乙酸固定液 适用尿液及膀胱冲洗液标本，有利于细胞离心沉淀制片时保持良好的细胞学特征，尤其是需要同时做细胞学检查和流式细胞术检查的标本。

7. 保证结果的准确性 湿片固定技术能保持细胞的形态结构完整性，但最关键的问题是：①标本一定要新鲜并及时处理。②湿片固定液一定要新鲜配制。

【实验讨论】

（1）湿固定技术适合哪些脱落细胞涂片应用？

（2）湿固定技术的优、缺点有哪些？

（3）影响湿固定技术的因素有哪些？

实验三　脱落细胞检验的基本染色方法

一、Papanicolaou染色法

【目的】 掌握Papanicolaou染色方法。

【原理】 不同的细胞含有不同的化学成分，因此对不同染料的亲和力具有差异性；当细胞与 Papanicolaou 染液中的酸性染料橘黄（或伊红）结合时染成橘黄色（或红色），或与碱性染料苏木精结合时染成紫蓝色。如胞质中的主要成分是蛋白质，一般呈碱性，可与带负电荷的酸性染料橘黄、伊红等结合染成橘黄色或红色，而细胞核的主要成分为 DNA，可与带正电荷的碱性染料苏木精结合染成紫蓝色。

【材料】

1. 器材　盖玻片、染色缸。

2. 试剂

（1）哈瑞（Harris）苏木精染液：将 1g 苏木精溶解于无水乙醇 10ml 中。另将 20g 已研细的硫酸铝钾放于 1 000ml 容量的烧杯中，再加入蒸馏水 200ml，加热使其完全溶解，当温度达到 90℃时，加入苏木精乙醇液，边加边搅拌并迅速加热至沸腾。离开火源，将 0.5g 黄色氧化汞粉末徐徐加入其中，并随时搅拌，注意沸溢。再继续加热到溶液呈深紫色为止，立即放入冷水中冷却，以免过度氧化变为棕色沉淀。次日过滤，放棕色试剂瓶中，可以立即使用。

配制染料时在上述 200ml 染液中加入 2ml 枸橼酸或冰乙酸，可以稳定苏木精染色基团，抗氧化，使细胞不易过染，减少沉淀形成。但若不加酸，在其他染料配合下，核着色较为鲜明。

（2）橘黄 G（OG）染液：染液配制方法见表 5－1。

表 5－1　1000ml 橘黄 G 染液的配制方法

成分	改良 OG	OG－6
10% 橘黄 G 水溶液橘黄 G（ml）	20	50
95% 乙醇（ml）	980	950
磷钨酸（g）	0.15	0.15

10% 橘黄 G 水溶液的配制　取 10g 橘黄 G 染料溶解于 100ml 蒸馏水中，贮存于深棕色瓶中备用，使用前过滤。

（3）乙醇伊红（Eosin－Alcohol，EA）染液：EA 染液组成（见表 5－2）。

表 5－2　1000ml EA 染液的配制方法

成分	改良 EA	EA36	EA65
淡绿	D 液 10ml	E 液 450ml	E 液 225ml
俾士麦棕		F 液 100ml	F 液 100ml
磷钨酸	2g	2g	6g
饱和碳酸锂		10 滴	
伊红	C 液 20ml	G 液 450ml	G 液 450ml
95% 乙醇	700ml	225ml	225ml
纯甲醇	250ml		
冰乙酸	20ml		

EA 水溶性贮备液的配制：以下贮备液均为把染料溶解于 100ml 的蒸馏水中即成。A 液：10% 俾斯麦棕；B 液：2% 淡绿；C 液：20% 伊红；D 液：3% 淡绿。

EA 乙醇溶性贮备液的配制：E 液：0.1% 淡绿，50ml B 液加入 95% 乙醇 950ml 配成；F 液：0.5% 俾斯麦棕，5ml A 液加入 95% 乙醇 95ml 配成；G 液：0.5% 伊红，5g 伊红加入 1000ml 的 95% 乙醇配成。

（4）稀碳酸锂：于 100ml 蒸馏水中加饱和碳酸锂溶液 1 滴。

笔记

（5）1%盐酸乙醇溶液：于100ml的70%乙醇溶液中加入浓盐酸1ml即可。

（6）乙醇：浓度为50%、70%、80%。

（7）乙醚乙醇固定液：乙醚49.5ml，95%乙醇49.5ml，冰乙酸1ml。

（8）光学树脂胶。

3. 标本 体腔液、尿液、支气管液、宫颈及阴道分泌物涂片。

【操作】

1. 固定 将涂片放入固定液中固定15～30min。

2. 渐进入水 将已固定的涂片依次放入80%、70%、50%浓度乙醇溶液，最后放入蒸馏水各1min。

3. 染核 将涂片放入苏木精染液5～10min。取出流水漂洗干净。

4. 分色 将涂片放入1%盐酸乙醇溶液分色数秒，涂片变淡红色，取出流水漂洗干净。

5. 蓝化 将涂片放入稀碳酸锂溶液中，蓝化2min，涂片变蓝色，流水漂洗干净。

6. 渐进脱水 将涂片依次放入50%、70%、80%、95%浓度乙醇溶液中各1～2min。

7. 染胞质

（1）先放入橘黄染液中染色1～2min，然后放入95%乙醇溶液中洗涤2次。

（2）再放入EA染液（EA36、EA56或改良EA）染色2～3min，然后放入95%乙醇溶液中洗涤2次。

8. 脱水透明 依次将涂片放入2罐无水乙醇液中各2min，再放入2罐二甲苯中各2min。

9. 封片 用光学树脂胶1滴，加盖玻片封固。

10. 结果

（1）上皮细胞：胞质着色随分化程度和细胞类型不同可染成蓝绿色、粉红色或橘黄色，胞核染成深紫色或深蓝色，核仁染成红色。

（2）白细胞：核染深蓝黑色，胞质染绿色、淡蓝色。

（3）红细胞：染鲜红色。

（4）黏液：染粉红色或淡蓝色。

【注意事项】

1. 注意染色时间 Harris苏木精染液染细胞核的时间随室温和染料情况而酌情改变。夏季容易着色，染色时间要缩短。使用放置时间长或被稀释的苏木精液或冬季不易着色时，染色时间要延长。该染液新鲜配制效果较好，过久放置效果较差。

2. 防止染料膜的影响 苏木精染液经放置后，表面常浮有一层带金属光泽的染料膜，因此在染色前应该用滤纸黏去或过滤，以免染料膜黏附在标本表面。

3. 注意分色时间 由于分色作用在瞬间完成，时间切勿过长，分色完毕后，要立即放入水中彻底冲洗，以免细胞核褪色。但若苏木精染色过深时，可适当延长分色时间。盐酸乙醇溶液需每天更换。

4. 及时更换试剂

（1）蓝化后需要充分漂净才不会妨碍胞质着色及标本制成后的颜色。稀碳酸锂溶液需每天更换。

（2）EA染液和橘黄染液使用的时间要短于苏木精染液，最好每周更换新液，否则胞质呈色显得灰暗，缺乏鲜艳色彩，也不易永久保存。

二、苏木精－伊红染色法

【目的】 掌握苏木精－伊红染色法。

【原理】 同 Papanicolaou 染色法。

【材料】

1. 器材　盖玻片、染色缸。

2. 试剂

（1）固定液、苏木精染液、1% 盐酸乙醇、稀碳酸锂液和各种浓度的乙醇液等，其余同 Papanicolaou 染色法。

（2）伊红染液：将 0.5g 水溶性伊红 Y 完全溶解于 100ml 蒸馏水中即可使用，如加入少许麝香草酚和 1 滴冰乙酸，可以防腐和增强染色效果。

3. 标本　浆膜腔液、尿液、支气管液、宫颈及阴道分泌物涂片。

【操作】

1. 固定　将涂片放固定液中 15 ~ 30min，取出流水冲洗 1min。

2. 染核　放入苏木精染液中 5 ~ 10min，流水冲洗数秒钟。

3. 分色　放入 1% 盐酸乙醇液中数秒，流水冲洗。

4. 蓝化　放入稀碳酸锂液中 1 ~ 2min，流水冲洗，至标本转为蓝色。

5. 染胞质　放入伊红染液中 1 ~ 2min，流水冲洗。

6. 渐进脱水　依次放入 50%、70%、80%、95% 乙醇溶液中各 1 ~ 2min。

7. 透明、封片　同 Papanicolaou 染色法。

8. 结果

（1）上皮细胞：胞质染淡玫瑰红色，细胞核染深紫蓝色。

（2）白细胞：细胞核染蓝黑色，胞质染红色。

（3）红细胞：染淡红色。

【注意事项】

（1）苏木精 - 伊红染色与 Papanicolaou 染色基本相同，所不同的是用伊红染液代替 EA 或橘黄 G 染液。

（2）该染液的渗透性强，特别适用于黏液和细胞较多的痰液。

（3）该法细胞染色多样性不如 Papanicolaou 染色法，不宜做细胞分化情况的观察，如阴道分泌物涂片测定女性激素水平。

【实验讨论】

（1）Papanicolaou 染色与苏木精 - 伊红染色方法异同点有哪些？

（2）如何保证 Papanicolaou 染色、HE 染色效果？

实验四　液基薄层脱落细胞检查技术

【目的】 了解液基薄层脱落细胞检查制片技术。

【原理】 沉降式液基薄层细胞制片技术是利用专用的细胞采集器取材后，直接将收集的细胞放入盛有细胞保养液的瓶内，振荡低速离心，收集细胞混悬液于液基细胞制片仪上，进行密度梯度离心。经自然沉淀后将标本中的黏液、血液和炎症细胞分离，收集余下的上皮细胞于载玻片上，制成超薄细胞片，经过自动制片及染色，制成高质量的薄层细胞片。

【材料】

1. 器材　离心机、显微镜、振荡器、薄层液基细胞制片仪、细胞采集器、细胞保存液收集瓶、载玻片、振荡离心管。

笔记

2. 试剂 专用细胞保养液及固定液。

3. 标本 新鲜的痰液、体腔液、尿液、细针穿刺液、宫颈及阴道分泌物等。

【操作】 宫颈分泌物沉降式液基薄层细胞检查涂片制备过程：

1. 标本采集 用宫颈刷在正确的部位顺时针 3～5 圈刮取细胞。取材后立即将宫颈刷头折断放入固定液瓶中保存。

2. 标本处理 ①用细胞保养液快速彻底漂洗标本约 30min。②再在振荡器上振荡 10min，取出标本刷。③将漂洗液加入振荡离心管，以 600r/min 低速离心 5min。④将离心上清液用一次性吸管吸去，留取约 10ml 细胞混悬液。

3. 细胞分层 ①将细胞混悬液放入自动液基细胞制片仪上，通过自动移液器，将标本移入盛有比重液的试管中进行梯度离心。②以 1500～2000r/min 离心 5～10min。将不同类型的细胞分层。

4. 自动制片 在液基薄层细胞制片仪上，通过仪器电脑调整沉降时间，在 133mm^2诊断面积内细胞数量可选择为 5000～12000 个，使涂片诊断面积最小，诊断面积内细胞最丰富。

5. 自动染色 制备好的涂片在液基薄层细胞制片仪内风干后，通过机内计算机程控自动染色待检。

6. 观察 取出染色好的涂片进行显微镜观察。

7. 结果

（1）在沉降式液基薄层细胞制片中，因细胞病变程度越严重，胞核内染色质异常分裂增生就越多，比重就越大，沉降就越快，所以被玻片捕获的概率就越大，使获得的细胞成分较多（图 5－1）。

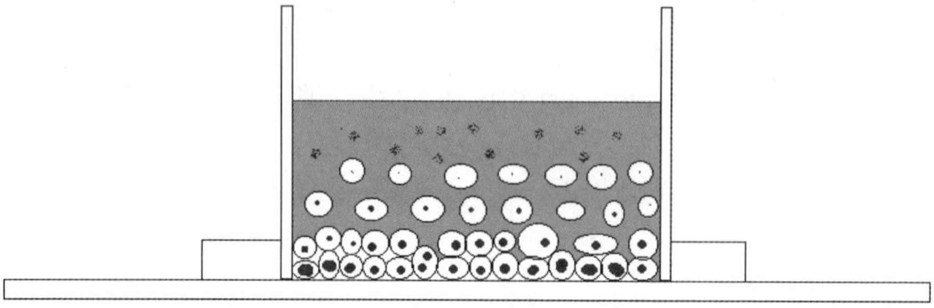

图 5－1 异常细胞沉淀现象示意图

（2）用仪器制片使细胞分布较均匀，异常细胞的分布集中，细胞结构清晰，易于辨认；经 Papanicolaou 染色后，组织细胞染成紫红色，胞核、核仁清晰。

【注意事项】

1. 及时保存标本 标本取材后应立即放入保存液瓶，避免细胞丢失。

2. 标识要清晰 标本瓶上填写病人的姓名、年龄、医院，防止标本错误，影响结果。

3. 取材要满意 应该避开月经期，如果有血液、黏液过多的情况，请先用棉棒轻轻擦拭干净后再进行取材。

4. 取材部位准确 正确选择取材部位是提高诊断率的关键，如宫颈涂片应选择宫颈移行区，即鳞－柱状上皮细胞交界处，一般为宫颈外口处，部分病人由于宫颈糜烂会使移行区外移，结合阴道镜取材能提高阳性率。

5. 其他部位标本采集处理的方法

（1）体腔液细胞涂片制备：先在离心后的沉淀物中加入 30ml 清洗液，振荡约 10min 离心后弃去上层液，将沉淀物移入盛有细胞保存液的小瓶中，静置15min后进行液基细胞学制片。

（2）尿液细胞涂片制备：取新鲜尿液30～50ml，离心弃去上清液，将沉淀物转移至盛有细胞保存液的小瓶中然后进行制片。

（3）痰液细胞涂片的制备：①取等体积痰液与消化液混合，每10ml混合液加入1ml黏液溶解液，静止30min。②将混合液在振荡器上震动10秒或人工用力晃动30秒。③将混合液倒入离心管中以600r/min离心10min。④离心后倒掉上清液加5ml缓冲液，重新振荡混匀，将溶液倒入离心管中，以600r/min离心5min。⑤离心后倒掉上清液，振荡混匀。⑥放入机器上，自动涂片，Papanicolaou染色。全部过程约需100min。

6. 细胞涂片观察　至少要观察2～3张涂片。先用低倍镜观察全片，找到异常细胞后用高倍镜或油镜进行确诊。

7. 方法学比较　Papanicolaou涂片法与液基细胞技术涂片法区别　Papanicolaou涂片法与液基细胞技术涂片法区别见表5－3，膜式液基薄层细胞技术与沉降式液基薄层细胞技术在制片中的区别见表5－4。

表5－3　Papanicolaou涂片法与膜式液基薄层细胞制片技术的比较

比较项目	传统Papanicolaou涂片方法	膜式液基薄层细胞制片技术
采样环节	刮板只能采集宫颈口细胞，采集不全，80%的病理细胞丢弃	专用一次性采集器，能够采集包括宫颈管内的细胞，收集几乎100%的病理细胞，获得较全面的标本
保存环节	须立即涂片，血液、黏液炎性细胞保留，标本中的病毒和细菌等有感染操作者的危险	配有专用保养液，能够分解标本中的血液、黏液，杀灭其中的细菌与病毒，并在3周内保持标本细胞形态
细胞分布	细胞破裂、卷曲、重叠、堆积、整个玻片涂满，给确诊造成困难	细胞被打散，在直径2cm的圆形区内呈薄层均匀分布，细胞结构完整，清晰度高，减少阅片时间
杂质	杂质多，背景复杂，干扰阅片	杂质被滤过，配专用载玻片，背景清晰，易阅片
结果	可出现假阴性、假阳性，造成漏检或多检，增加病人负担	可提高宫颈癌的检出率，减少重复采样和筛查错误

表5－4　膜式与沉降式液基薄层细胞制片技术比较

项目	膜式液基薄层细胞制片技术	沉降式液基薄层细胞制片技术
方法	采用高精密度的过滤膜，通过标本采集、细胞混匀、细胞负压过滤采集、细胞转移。制成薄层的涂片	利用密度梯度试剂与离心相结合，使细胞自然沉降，不破坏细胞形态；病变细胞表现为核浆比增大比重大于正常细胞，沉降速度快。细胞不变形，不干缩，提高病变细胞及病原微生物的检出率
缺点	①负压作用常导致核膜破坏。②滤孔可被血液、黏液等堵塞，造成细胞数量不够	对某些非妇科标本，因液基细胞学技术涂片缺乏背景成分，会影响细胞学诊断

8. 操作要规范　不同型号仪器操作步骤均有差异，须按照仪器说明书进行操作。

【实验讨论】

（1）液基薄层细胞检查技术都适合哪些标本应用？

（2）影响液基细胞检测的因素有哪些？

（3）液基薄层细胞涂片检查技术在临床应用过程中有哪些优、缺点？

实验五　细胞涂片观察和结果报告

【目的】熟悉细胞形态特点及报告方式。

笔记

【原理】涂片染色后在显微镜下进行观察，首先低倍镜下筛查，再用高倍镜或油镜进行鉴定，由病理医师报告结果。

【材料】

1. 器材 显微镜、记号笔。

2. 标本 染好色的体腔液、痰液、尿液、宫颈及阴道分泌物涂片。

【操作】

1. 涂片观察方式 将染色好的涂片放置于显微镜镜台上，标记面向上，采用上下垂直方式进行观察（图5－2）。

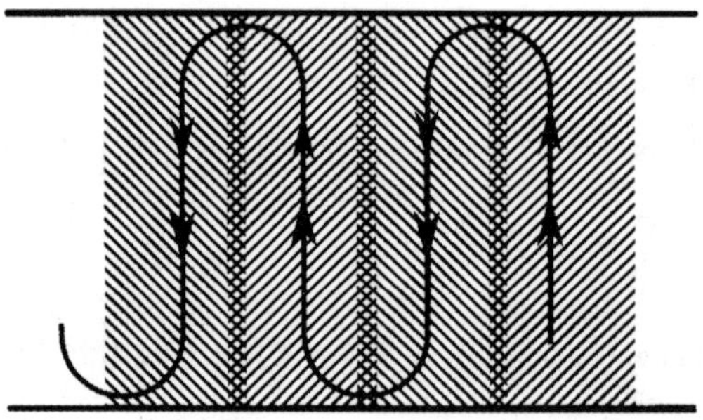

图5－2 脱落细胞涂片显微镜检查方法示意图

2. 涂片显微镜观察

（1）低倍镜下观察：首先观察涂片的染色、细胞的分布情况，并筛查异常细胞及肿瘤细胞，看到异常细胞应作标记，用40倍镜或油镜进行鉴别。

（2）高倍镜或油镜观察：对低倍镜观察到的异常细胞用高倍镜或油镜进行鉴别是属哪一类细胞，并结合标本来源、细胞的群体异常变化，进行最终的鉴别诊断。

3. 结果报告

（1）检验申请单：有病人的姓名、标本采集时间、标本的来源、临床诊断、与病人疾病有关的信息；特殊病人或接受治疗的病人，应该明确原发病及治疗情况，以便为检验结果提供依据。

（2）细胞学报告的内容：病人姓名、标本采集的时间及部位、送检时间、报告时间、细胞学诊断结果报告、病理医师签字 。

（3）结果报告方式：目前细胞学诊断报告方式见表5－5。

表5－5 细胞学诊断报告结果的方式

形式	结果
直接表述性诊断	Ⅰ类：根据细胞形态观察对疾病做出肯定性诊断
	Ⅱ类：不同程度意向性细胞学诊断
	Ⅲ类：提供形态描述性细胞学诊断
	Ⅳ类：无法做出细胞学诊断
间接分级性诊断	Ⅰ级：未见恶性细胞
	Ⅱ级：查见核异质细胞
	Ⅱa级：轻度核异质细胞
	Ⅱb级：重度核异质细胞
	Ⅲ级：查见可疑恶性细胞
	Ⅳ级：查见高度可疑恶性细胞
	Ⅴ级：见恶性细胞

【注意事项】

1. 制备涂片　各种标本涂片应遵循质量控制原则，保证涂片质量。从标本的采集、涂片、编号、染色及涂片的观察、报告结果等方面，都应该严格由专职实验室技术人员进行操作，以保证结果的准确性。

2. 染色　应注意不同方法染色的时间、温度等要求。

3. 镜检　①观察1个标本至少要观察2～3张涂片，结合临床资料，才能综合分析进行诊断。②低倍镜观察看到异常细胞，一定要用记号笔标记，便于其他技术人员进行复核及高倍镜下鉴别诊断。

4. 报告方式　①直接表述性诊断：适用于穿刺标本的细胞病理学诊断报告。根据细胞形态观察的实际情况，对某些疾病或病变做出肯定性诊断。②间接分级性诊断：多用于查找恶性肿瘤细胞诊断。③对分类不明细胞形态，不能单独归类时，可把细胞形态进行描述，便于回顾性诊断。

5. 细胞学诊断　临床工作中，有些病例很难获得明确的诊断，可能与标本量不足、病变本身分类困难有关。

6. 细胞病理学诊断的局限性　①假阴性是指在恶性肿瘤病人的有关标本中未能查见恶性细胞。假阴性率一般为10%左右。因此，细胞病理学检查的阴性结果并不能否定临床医师的恶性肿瘤诊断。②假阳性是指在非恶性肿瘤病人的有关标本中查见了"恶性细胞"。假阳性率通常为≤1%。因此，细胞病理学诊断应密切结合病人的临床资料，对于临床上未考虑为恶性肿瘤病人的阳性细胞学诊断须谨慎处理。

【实验讨论】

（1）影响涂片观察的因素有哪些？如何避免？

（2）脱落细胞学检查结果的报告方式有哪些？

（闫海润）

参考文献

[1] 中华人民共和国卫生部医政司．全国临床检验操作规程．南京：东南大学出版社，2006.

[2] 吴晓蔓．临床检验基础实验指导．第4版．北京：人民卫生出版社，2012.

[3] WHO. WHO laboratory manual for examination and processing of human semen. 5th ed. Geneva: World Health Organization, 2010.

[4] McPherson RA, Pincus MR. Henry's Clinical diagnosis and Management by laboratory methods. 22th ed. Philadelphia: Saunders, 2011.

[5] CLSI. Procedures for the collection of diagnostic blood specimens by venipuncture. H3 – A6. pennsylvania: CLSI, 2007.

[6] CLSI. Analysis of body fluids in clinical chemistry. C49 – A. Pennsylvania: CLSI, 2007.

[7] CLSI. Procedures and devices for the collection of diagnostic capillary blood specimens by venipuncture. H04 – A6. pennsylvania: CLSI, 2008.

[8] CLSI. Urinalysis. GP16 – A3. Wayna: CLSI, 2009.

[9] CLSI. Physician and nonphysician provider – performed microscopy testing approved guideline. POCT 10 – 2. Wayna: CLSI, 2011.

[10] CLSI. Validation, verification and quality assureance of automated hematology analyzers. 2nd ed. H26 – A2. Wayna: CLSI, 2010.

全国高等医药院校医学检验技术（医学检验）专业规划教材

第三轮修订教材目录

序号	书名	主编	单位
1	临床生物化学检验（第3版）	郑铁生	江苏大学医学院
		鄢盛恺	北京大学中日友好临床医学院
	临床生物化学检验实验指导（第3版）	涂建成	武汉大学中南医院
		李 艳	吉林医药学院
2	临床检验基础（第3版）	刘成玉	青岛大学医学院
		林发全	广西医科大学
	临床检验基础实验指导（第2版）	姜忠信	青岛大学医学院
		王元松	青岛大学医学院
3	临床微生物学检验（第3版）	洪秀华	上海交通大学医学院
		刘文恩	中南大学湘雅医学院
	临床微生物学检验实验指导（第2版）	彭奕冰	上海交通大学医学院
4	临床免疫学检验（第3版）	吕世静	广东医学院
		李会强	天津医科大学
	临床免疫学检验实验指导（第3版）	曾常茜	大连大学医学院
5	临床血液学检验（第3版）	胡翊群	上海交通大学医学院
		童向民	浙江省人民医院
	临床血液学检验实验指导（第2版）	丁 磊	上海交通大学医学院
		王小中	南昌大学医学院
6	临床寄生虫学检验（第3版）	吴忠道	中山大学中山医学院
		汪世平	中南大学湘雅医学院
	临床寄生虫学检验实验指导（第2版）	夏超明	苏州大学基础医学与生物科学学院
7	临床输血学检验（第3版）	胡丽华	华中科技大学同济医学院附属协和医院
	临床输血学检验实验指导（第2版）	胡丽华	华中科技大学同济医学院附属协和医院
8	分子诊断学（第3版）	李 伟	温州医科大学
		黄 彬	中山大学中山医学院
	分子诊断学实验指导（第2版）	金 晶	温州医科大学
		陈 茶	广州中医药大学第二附属医院
9	临床实验室管理（第3版）	王 前	南方医科大学
		邓新立	中国人民解放军总医院
10	临床检验仪器（第2版）	邹 雄	山东大学齐鲁医院
		李 莉	上海交通大学附属第一人民医院